子宮頸がんワクチン

HPVワクチンは必要ありません

子宮頸がんは、HPV 検査・細胞診の定期検診と適切な治療で、予防できます。

はたともこ

はじめに

HPV ワクチン（子宮頸がんワクチン）が日本で承認されてから 11 年、主に小学校 6 年生から高校 1 年生までの女子に接種をうながした「公費助成」開始から 10 年が経過しました。

2013 年 4 月 1 日に定期接種化されるも、HPV ワクチンとの因果関係を否定できない重篤な副反応続出によって国が積極的な勧奨（すすめること）中止を勧告するまでの 2 年 7 か月余の間に、1994 年度生まれから 2000 年度生まれ（2020 年 12 月現在 19 歳～ 26 歳）の世代を中心に、約 347 万人の少女たちが HPV ワクチンの接種を受けました。

厚生労働省に報告された重篤な副反応は、2020 年 12 月現在 1870 件で、接種した約 347 万人の 0.05％、実際にはもっと多いと思われ、347 万人の全員調査が必要です。この数字は、HPV ワクチン対象の子宮頸がん予防の有効可能性 約 0.01％（10 万人に 10 人程度 / 国立がん研究センター最新統計 2017 年間罹患率より）の 5 倍で、リスク（危険性）がベネフィット（利益）を大きく

上回っています。国は、令和元年度末までに、少なくとも、HPV ワクチン接種による 402 人の健康被害と 45 人の障害を、認定しています。

2013 年 6 月 14 日、国は HPV ワクチンの積極的な勧奨を中止するにあたって、「ワクチンとの因果関係を否定できない持続的な疼痛がヒトパピローマウイルス様粒子ワクチン接種後に特異的に見られたことから、同副反応の発生頻度等がより明らかになり、国民に適切な情報提供ができるまでの間、定期接種を積極的に勧奨すべきではない」と、地方自治体に勧告しました。ところが、勧奨中止時（2013年 6 月）には 878 件（10 万人に 26.77 人）だった重篤な副反応疑いが、現在（2020 年 12 月）では、1870 件（10 万人に 53.89 人）と、発生頻度は 2 倍超になっています。

しかし、国は、2020 年 7 月に、新たな HPV ワクチン（9 価ワクチン / シルガード 9/ 海外名称ガーダシル 9）を承認し、2020 年 10 月には、小 6〜高 1 女子とその保護者に対する、HPV ワクチンの「情報提供」と称するリーフレットの個別送付を、地方自治体に指示しました。2 価・4 価ワクチンの事実上の勧奨再開です。重篤な副反応の発生頻度が 2 倍超になっているのに、あり得ないことです。

本書は、厚生労働省が発行する「新リーフレット」には記載のない、● HPV ワクチンの有効可能性は非常に低いこと、●重篤な副反応のリスク（危険性）は有効可能性を大きく上回ること、●子宮頸がんは定期併用検診（HPV 検査と細胞診）で予防できることを、厚生労働省がワクチン対象としている少女たちとその保護者の皆さんに、情報提供するものです。

本書は、わかりやすさを重視し、「パワーポイント政策えほん」という形にしました。2016 年 3 月刊行の私の著書「子宮頸がんワクチンは必要ありません / 定期的な併用検診と適切な治療で予防できます」の最新バージョンアップにもなっています。あわせてお読みいただければ幸いです。

2020 年 12 月　はたともこ

目　次

厚生労働省
リーフレットと、
あわせて読んで
ください！

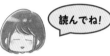

読んでね！

Chapter4
勧奨再開へと動く厚生労働省

Chapter5
HPV ワクチン問題年表

おわりに・・・・・55

子宮けいがんは、定期併用検診「HPV検査・細胞診」と適切な治療で予防できます

HPV ワクチンは、必要ありません

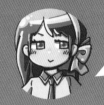

あなたが住んでいる市区町村から、あなたに、リーフレット「小学校6年〜高校1年相当の女の子と保護者の方へ大切なお知らせ」が、届きましたか?

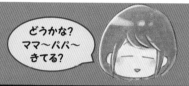

どうかな?
ママ〜パパ〜
きてる?

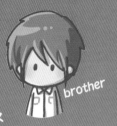
brother

HPV:ヒトパピローマウイルス

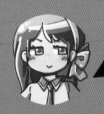

そのリーフレットは、HPVワクチン(子宮けいがんワクチン)の接種(打つこと)を、あなたにすすめるものではありませんので、注意してください。

※厚生労働省は、HPVワクチンの接種を、積極的にすすめていません
(HPVワクチン積極的勧奨中止の勧告は継続中)

おすすめ、してないんだ!
まどわされちゃいけないよ!

ラジャー

「かいざん」
じゃないか!

そのリーフレットは、ファクト(真実)を伝えていません。
HPVワクチンのリスク(危険性)についての重要な事実と、
子宮けいがんは検診で予防できるという事実を、かくしています。

検診で予防
できることを
かくしたんだ!

日本人の一般的な女性は、HPVワクチンを接種しなくても、
99.99%は、ワクチンが対象としているタイプの子宮けいがんには、なりません。
●ワクチン対象の子宮頸がんハイリスクHPV型は、16型・18型
●HPVワクチンの有効可能性は10万人に10人、0.01%
(国立がん研究センター最新統計2017年罹り患率より)

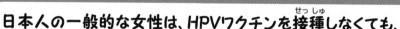

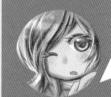

参考にして下さい⇒

子宮けいがんは、定期併用検診「HPV検査・細胞診」と適切な治療で予防できます

HPVワクチンには、重篤な副反応（じゅうとく ふくはんのう）というリスク（危険性）があります

HPVワクチンの重篤な副反応（じゅうとく ふくはんのう）疑いは、インフルエンザワクチンの
サーバリックスが**82倍**・ガーダシルが**69倍**

まじ？

- ●HPVワクチン有効可能性0.01%
  子宮頸がん罹患数 10万人に16.9人（2017 国立がん研究センター）、
  50〜70%がワクチン対象HPV16型・18型とすれば、HPV16型・18型の罹患数は
  10万人に8.45〜11.83人（0.00845〜0.01183%）
- ●重篤な副反応疑い0.05%
  ワクチン被接種者347万人中、重篤副反応疑い1870人（2020.12報告 厚労省）

驚いたね・・・

重篤副反応は
有効可能性の
5倍！

ワクチン有効可能性0.01% 重篤な副反応疑い0.05%
重篤副反応とは、死亡、障害、死亡・障害につながる恐れ、入院相当以上のもの

これまでに、国の健康被害認定制度（けんこうひがいにんてい）で、
402人がワクチンによる健康被害を認定されました。

被害者の声をきいてください、姿を見て下さい
接種後の様々な症状　原告被害者の声
衝撃的です。視聴にはご配慮下さい。

ちゃんと知ろう
うん

HPVワクチン薬害裁判（やくがいさいばん）が2016年7月
から始まり、現在も続いています。
※裁判は東京・大阪・名古屋・九州

HPVワクチンは、必要ありません

⑦

子宮けいがんは、定期併用検診「HPV検査・細胞診」と適切な治療で**予防**できます

HPVワクチンは、必要ありません

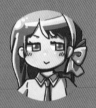

子宮けいがんの原因となるHPV感染症は、性感染症（せいかんせんしょう）です。
（ヒトパピローマウイルス感染症）
性感染症（せいこうい）とは、性行為（SEXセックス）で感染する病気です。
性感染症：梅毒（ばいどく）、淋菌（りんきん）、性器（せいき）クラミジア、性器ヘルペス、HPV、HIVエイズ など

性感染症の予防法の第一は、
「感染しない、感染させない」こと。

正しい情報を提供する性教育・性感染症教育が必要だと思う！

学校で、ちゃんと教えてほしい！ほしい！

NO SEX
SAFE SEX
SAFER SEX

東京都 性感染症ナビ

性交渉開始以降、
HPV感染は、
検体自己採取（けんたいじこさいしゅ）によるHPV検査で、
検査することができます。

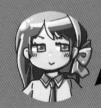

イラストみたいに、自分でできるんだね

このイラスト、はたともこが自分で書いたらしいよ。へただね。

HPVワクチンを接種（せっしゅ）するか、しないかを決める前に、
子宮けいがんの原因となるHPV感染症が性感染症であることを理解することが重要です。

性感染症は不妊の原因にもなるんだね

検査が大事だね！

※性感染症（性器クラミジア、淋菌、HIVエイズなど）は、男女とも、不妊（ふにん）の原因となることがあります。

子宮けいがんは、定期併用検診「HPV検査・細胞診」と適切な治療で予防できます

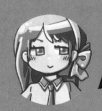

性交渉開始以降（せいこうしょうかい しいこう）、定期的に
HPV検査（PCR検査など）と細胞診（さいぼうしん）を併用（へいよう）すれば、HPV感染や
子宮けいがんの前がん病変（びょうへん）を、ほぼ100％発見できます。

性感染症予防のためにも、検診が大事なんだね！

ラジャー！
自分の体は自分で守る！

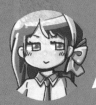

定期併用検診（ていき へいようけんしん）で、子宮けいがんになる前の前がん病変（びょうへん）を発見して
適切な治療（ちりょう）をすることで、子宮けいがんを予防できます。

ちゃんと検診して適切に治療すれば子宮けいがんにはならないんだね！

ラジャー！

※前がん病変（ぜん びょうへんけいど）：軽度異形成（けいせい）、中等度異形成（ちゅうとうど いけいせい）、高度異形成（こうど いけいせい）、上皮内がん（じょうひないがん）
※感染・持続感染・軽度・中等度異形成の段階では経過観察、中等度・高度異形成・上皮内がんの段階で治療（レーザー蒸散術、円錐切除術など）（じょうさんじゅつ えんすいせつじょじゅつ）

島根県出雲市（いずも）では、定期併用検診（ていき へいようけんしん）で、
子宮けいがん・浸潤がん（しんじゅん）を、ほぼ撲滅（ぼくめつ）しました！

全ての自治体が出雲市を見習えばいいのにね！

うん！うん！

HPVワクチンは、リスク（危険性）（きけんせい）より、ベネフィット（有効性）（ゆうこうせい）が高いと判断（はんだん）
する人の自己決定（じこ けってい）によって、接種（せっしゅ）するかどうかを判断すべきです。

自分で考えるから、ワクチン押しつけないでね！

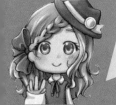

子宮けいがんの危険因子（ハイリスク）
●低年齢での最初の性交渉 ●複数のパートナーとの性交渉 ●喫煙（きつえん）
●免疫不全状態（めんえきふぜん）

よく言った！

厚生労働省FORTH

HPVワクチンは、必要ありません

⑨

はたともこ理論 I　　HPVワクチンの子宮頸がん予防の有効可能性は非常に低い

ワクチン有効可能性は低い（ひじょうに）

HPVワクチン（子宮頸がんワクチン）の子宮頸がん予防の有効可能性は0.01%

日本人一般女性が、
ワクチン対象のHPV16型・18型の子宮頸がんになる確率（＝ワクチン有効可能性）は、

10万人に10人程度（約0.01%）　（国立がん研究センター最新統計/2017年 年間罹患率より）

⇒ 99.99%は、ワクチンを接種しなくても、HPV16型・18型の子宮頸がんにはなりません

くわしくは、Chapter3 はたともこ のファクトシート ②-1 を見て下さい

※シルガード9（9価ワクチン）でも、ワクチン有効可能性は0.015%程度

HPVワクチンの重篤な副反応疑い発生頻度は、

10万人に約50人（約0.05%）
⇒ ワクチン有効可能性の5倍！

くわしくは、Chapter3 はたともこ のファクトシート ③-1 を見て下さい

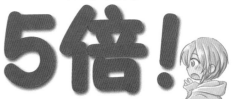

重篤副反応疑いの発生頻度は、ワクチン有効可能性の

5倍！

【はたともこ理論】という言葉は、厚労省担当幹部が発した言葉だと、西岡久寿樹先生（東京医大医学総合研究所長／当時）に教えていただいた（2014年3月23日 講演）。HPV16型・18型の感染率0.7%、感染しても自然排出90%、軽度異形成になっても90%自然治癒。個々のデータは事実だが、それらをつなげた10万人に7人という数字は、はたともこ独自の理論だと言う。反論するなら、詳細なデータを示していただきたい。

【重篤な副反応疑い】2016年10月から「副反応」→「副反応疑い」となった。年に3回（4ヶ月分を集計）の副反応検討部会に提出される状況報告に「重篤」の定義がある。重篤とは、「死亡、障害、それらに繋がるおそれのあるもの、入院相当以上のものが報告対象とされているが、必ずしも重篤でないものも『重篤』として報告されるケースがある」。より詳細には2020年9月24日 厚生労働省局長通知参照（P.5）。

重篤な副反応疑いについて、厚生労働省局長通知（はたともこブログ）
http://blog.livedoor.jp/hatatomokodoor/archives/55364768.html

定期併用検診（HPV検査・細胞診）で子宮頸がんは予防できる　**はたともこ理論Ⅱ**

検診で子宮頸がんは予防できる！ワクチン臨床試験 が 証明

子宮頸がんは、性交渉開始以降の、

定期併用検診（HPV検査・細胞診）と適切な治療

で、予防できます。

CIN2・3〜（中等度・高度異形成〜）で、レーザー蒸散術・円錐切除術など

HPVワクチン臨床試験 が、これを証明しています。
HPVワクチンの臨床試験では、ワクチン接種群でも、非接種群でも、常に検査・経過観察を行っており、仮に前がん病変になったとしても、適切な治療で治癒するので、誰も「子宮頸がん」にはなりません。

くわしくは、Chapter3 はたともこ のファクトシート ②-3 を見て下さい

ぼくめつ

島根県出雲市では、「細胞診・HPV検査」併用の子宮頸がん検診で浸潤がんを、ほぼ撲滅しました。

くわしくは、Chapter3 はたともこ のファクトシート ④-3 を見て下さい

出雲市では、浸潤がんを、ほぼ撲滅

【現在の子宮頸がん検診】は、20歳以上の女性を対象に2年に1回、市区町村が実施する。検診の内容は、問診・視診・子宮頸部の細胞診及び内診。東京都中央区の場合は、費用は無料で、対象者に受診券と実施医療機関一覧（区内26機関／うち18機関は女性医師対応可能／R2.10.1現在）を送付する。居住する市区町村のホームページで調べて、ぜひ受診してください。

厚生労働省 がん検診　https://www.mhlw.go.jp/stf/seisakunitsuite/bunya/0000059490.html

【HPVワクチン推進派 上昌広医師の見解】「HPVワクチンの臨床試験では、被験者が定期的にがん検診を受けることを前提にしている。つまり、検診で、もし前癌状態（CIN2＋以上）と診断されれば、当然ながら癌に進行するまでに治療される／従って、ワクチンによって子宮頸がんの発症が減少したかどうかのデータが得られる前に治療するので、（ワクチン接種と子宮頸がん減少の）因果関係の証明が難しい」（2016年4月 新潮社 Foresight より）。推進派も検診で予防できることを知っている。

「上昌広」＋「子宮頸がんワクチン訴訟で明らかになった情報と制度の不足」で検索して下さい。

はたともこ理論Ⅲ　HPV感染症は性感染症

HPV感染症は、性感染症です Do you know?

は性的接触で感染する

子宮頸がん発症の原因となるHPV感染症は、性感染症です。
予防法の第一は、「感染しない、感染させない」こと。そのために重要なのは、

性教育・啓発、性感染症教育・啓発です。

くわしくは、Chapter3 はたともこ のファクトシート ⑤ を見て下さい

主な性感染症

厚労省リーフレットより

◆梅毒
◆淋菌感染症
◆性器クラミジア感染症
◆性器ヘルペス感染症
◆ヒトパピローマウイルス（HPV）感染症
◆HIV・エイズ

https://www.mhlw.go.jp/stf/seisakunitsuite/bunya/kenkou_iryou/kenkou/kekkaku-kansenshou/seikansenshou/index.html#link01

性感染症とは「性的接触によって感染する病気」
（公益財団法人 性の健康医学財団）

～「感染しない、感染させない」ために ～

国立がん研究センターが、推奨グレードAとした

HPV単独検査が有効

HPV感染の有無をチェック！

HPV単独検査は、
2020年3月、国立がん研究センターが初めて推奨し、

受診率向上のための**検体自己採取**も否定せず、
今後の研究課題とした。

【性感染症の予防】東京都性感染症ナビ。「NoSex SafeSex SaferSex」を推奨。NoSex(セックスしない)ノーセックスも予防のための大事な選択肢・SafeSex（安全なセックス）二人とも感染していないことが確実で、お互いに他のセックスパートナーがいなければ、二人のセックスは安全・SaferSex（より安全なセックス）コンドームを正しく使うことが有効。

【検体自己採取によるHPV単独検査】国立がん研究センター子宮頸がん検診ガイドライン更新版（2020年3月）「自己採取法によるHPV検査単独が、子宮頸がん検診の手法の一つとして考慮に値する / 安易な自己採取の普及は精検（精密検査）受診につながらず、期待した効果を発揮できない可能性高い / 適切な精検受診率が確保されない限り、検診として採用すべきものではない」と指摘。検診受診率向上を目指そう！

ワクチンより検査　はたともこ理論Ⅳ

新型コロナウイルス感染症対策と同様に
「HPV感染症・子宮頸がん予防」対策は、ワクチンより検査 です

検体自己採取によるHPV検査の推進を

中学1年生から、性教育・性感染症教育を正しく行い、**保護者**に対しても、子宮頸がんの原因となる**HPV感染症は性感染症**であることを、隠さず、正しく、伝えるべきです。

くわしくは、Chapter3 はたともこ のファクトシート ⑤-3 を見て下さい

自分の健康は自分で守る＝セルフメディケーションでは、本人の**「自己決定権」**が尊重されるべきで、全員にHPVワクチン接種を努力義務とすることは間違っています。

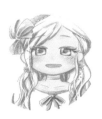

性交渉開始以降は、**検体自己採取**によるHPV単独検査を受け、陽性の場合、他の人に感染させないよう、まん延防止につとめるべきです（保健所や医師に相談する。）

HPV検査は、新型コロナウイルスと同様に、PCR等による検査です。
新型コロナ対策でのPCR検査体制は、HPV検査に活用できます。

検診受診率向上のために、**検診車**や、訓練された**女性の助産師・看護師**などによる検診体制をつくるべきです。

【WHOの新目標】WHO（世界保健機関）が、子宮頸がん撲滅に向け、予防のために、2030年までにHPVワクチンの接種率を15歳以下の女子の90％にまで高めることを盛り込んだ新目標を設定（2020.11.17 プレスリリース）。子宮頸がんは定期併用検診で予防できるので、ワクチンに偏った異常な数値目標。WHOは、検診については、35歳までに女性の70％が受け、45歳までに再受診が目標と、検診の数値目標は異常に低い。COVID-19でマスク不要を指導し大失敗したWHOさん、ワクチンより検査だよ。
「A cervical cancer-free future: First-ever global commitment to eliminate a cancer」で検索してください。

【HPV検査はPCR検査】新型コロナウイルス対策で注目されたスイス ロシュ社製のPCR検査機器 cobas8800システム（1日最大4032件の検査実行）は、HPV検査にも使用される。HPV16型・18型の同定と12種類のハイリスクHPVのプール方式検査が可能。HPV型を同定するタイピング検査ではPCR法が用いられ、新型コロナでPCR検査が普及すれば、HPV検査にも活用できる。

「ハイリスクHPVを検出同定するHPV検査は、コロナのPCR検査機器が使えます」（はたともこブログ）
http://blog.livedoor.jp/hatatomokodoor/archives/55111071.html

①-1 子宮頸がんの基本

子宮頸がんは 性感染症 である HPV感染症 が主な原因で発症します。

HPV：Human Papilloma Virus / ヒトパピローマウイルス

子宮頸がんのプロセス
（国立がん研究センター がん情報サービス）
https://ganjoho.jp/public/cancer/cervix_uteri/treatment.html

（国立がん研究センター がん情報サービス がん登録・統計 全国がんデータより）
https://ganjoho.jp/reg_stat/statistics/dl/index.html#mortality

2019年 子宮頸がん死亡数 2921人 / 10万人に4.6人

部位	全年齢	0-4歳	5-9歳	10-14歳	15-19歳	20-24歳	25-29歳	30-34歳	35-39歳	40-44歳	45-49歳	50-54歳	55-59歳	60-64歳	65-69歳	70-74歳	75-79歳	80-84歳	85歳以上
子宮頸部	2921	0	0	0	2	0	11	57	98	157	248	258	261	245	270	308	300	284	422

2017年 子宮頸がん罹患数 11012人 / 10万人に16.9人

部位	全年齢	0-4歳	5-9歳	10-14歳	15-19歳	20-24歳	25-29歳	30-34歳	35-39歳	40-44歳	45-49歳	50-54歳	55-59歳	60-64歳	65-69歳	70-74歳	75-79歳	80-84歳	85歳以上
子宮頸部	11012	0	0	0	3	31	187	660	1086	1265	1335	983	925	836	1076	718	673	536	698

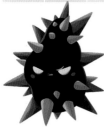

100以上の遺伝子型のうち、子宮頸がんの原因となるハイリスクHPV型 （15種と言われている）

https://www.mhlw.go.jp/stf2/shingi2/2r9852000000bx23-att/2r9852000000byb3.pdf

◆HPV16、18、31、33、35、39、45、51、52、56、58、59、68、73、82　　HPVファクトシート 平成22年7月7日版 (P.2)

▼HPV52、51、35、53、56、68、16、33、90、91、71、31、58、42、18　　琉球大学論文

青：共通かつ9価ワクチンの対象　紫：共通しておらず、9価ワクチンの対象　緑：共通かつ9価ワクチンの対象外　茶：共通しておらず、9価ワクチンの対象外

http://www.hatatomoko.org/ryukyudaigaku.pdf

【子宮頸がん】（国立がん研究センター）子宮頸がんでは、●前がん病変の状態でも治療を行う●子宮頸がんの組織型は、扁平上皮がんと腺がんに大きく分けられる●扁平上皮がんには、異形成（がんになる前の状態）が存在し、軽度（CIN1）・中等度（CIN2）・高度（CIN3）と進む。●高度異形成と上皮内がん（CIN3）を前がん病変とする●腺がんでは上皮内がんを前がん病変とする。

国立がん研究センター 子宮頸がん治療 https://ganjoho.jp/public/cancer/cervix_uteri/treatment.html

【5年生存率】国立がん研究センター 2020年11月報告では、子宮頸がんの5年生存率（がん以外の要因を除いた相対生存率）は、Ⅰ期93.7％、Ⅱ期80.3％、Ⅲ期66％、Ⅳ期25.4％。予後（治療後の健康状態）のよいがんとされる。前癌病変のCIN3（高度異形成・上皮内がん）は、円錐切除術等で治療率100％なので、前がん病変の早期発見が重要。HPVタイピング検査で、治療方針が立てやすくなる。

国立がん研究センターが、全がん協ホームページで公開 5年相対生存率
http://www.zengankyo.ncc.go.jp/etc/seizonritsu/seizonritsu2012.html

①-2 予防接種法の定期接種ワクチン対象疾病

予防接種法（第2条）e-gov
https://elaws.e-gov.go.jp/document?lawid=323AC0000000068_20150801_000000000000000&keyword=%E4%BA%88%E9%98%B2%E6%8E%A5%E7%A8%AE%E6%B3%95

HPV感染症は性感染症。
生活習慣によってリスク
は異なる。
A類っておかしくない？

HPVワクチンは、
少なくとも、
A類からB類に変更
すべきです。

A類

主に**集団予防**, 重篤な疾患の予防に重点

本人に努力義務/自治体に実施義務・接種勧奨
（予防接種法 第9条）　　　　　　（予防接種法 第5条・第8条）

Hib感染症、小児の肺炎球菌感染症
ヒトパピローマウイルス感染症
ロタウイルス感染症
B型肝炎、ジフテリア、百日せき
急性灰白髄炎（ポリオ）、破傷風
かいはくずいえん　　　　　　　　　はしょうふう
麻しん（はしか）、風しん
水痘（水ぼうそう）、日本脳炎、結核（BCG）
すいとう

痘そう（天然痘）
とう　てんねんとう
政令事項。定期接種は現在実施していない。

B類

主に**個人予防**に重点
努力義務なし/接種勧奨なし

高齢者のインフルエンザ
高齢者の肺炎球菌感染症

定期接種には
A類とB類が
あるんだね。

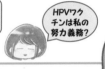
HPVワク
チンは私の
努力義務？

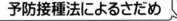

予防接種法によるさだめ

●**市区町村長に実施義務**（第5条）

●**A類は、市区町村長または知事
が接種勧奨する**（第8条）

●**A類は、本人に努力義務**（第9条）

【予防接種法 第1条】この法律は、伝染のおそれがある疾病の発生及びまん延を予防するために公衆衛生の見地から予防接種の実施その他必要な措置を講ずることにより、国民の健康の保持に寄与するとともに、予防接種による健康被害の迅速な救済を図ることを目的とする。「予防接種による健康被害の迅速な救済」が法の目的。政府が否定できないHPVワクチン健康被害の、迅速な救済を！

予防接種法（e-gov）
https://elaws.e-gov.go.jp/search/elawsSearch/elaws_search/lsg0500/viewContents?lawId=323AC0000000068_20150801_000000000000000

【市区町村長さんへ】2020年10月9日、厚労省健康課長通知により、HPVワクチンの「真実の隠ぺい・改ざんリーフレット」を、「積極的な勧奨となるような内容を含まないよう」対象者（小6～高1女子とその保護者）に個別送付することを指示された市区町村長。個別送付＝積極的勧奨、ではないか！重篤な副反応被害が出るのを承知の上で個別送付するのは、未必の故意の傷害罪になるのではないか。

2020.10.9 厚労省健康課長通知　https://www.mhlw.go.jp/content/000680908.pdf

①-3 HPVワクチンの種類

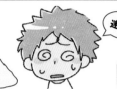
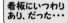

厚生労働省は、はじめは、「子宮頸がん予防ワクチン」と言っていました。
しかし、この名称は不正確で、2015年頃から「HPVワクチン」としています。

迷走

看板にいつわり
あり、だった・・・

厚生労働省web site「HPVワクチンQ&A」(no.17)には、
HPVワクチンは

「子宮頸がんそのものを予防する効果は、証明されたとは言えません」と書かれています

https://www.mhlw.go.jp/bunya/kenkou/kekkaku-kansenshou28/qa_shikyukeigan_vaccine.html

本当のこと、教えてね

？？

私たちを
ごまかさ
ないで

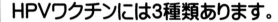

HPVワクチンには3種類あります。

● サーバリックス・・・GSK(グラクソ・スミスクライン)社 2009年10月 製造販売承認
2価ワクチン(HPV16型・18型)

添付文書・審査報告書・インタビューフォーム/PMDA web site
https://www.pmda.go.jp/PmdaSearch/iyakuDetail/GeneralList/631340Q

● ガーダシル・・・MSD社(米メルクの日本法人) 2011年7月製造販売承認
4価ワクチン(HPV6型・11型・16型・18型) ※6型・11型は尖圭コンジローマ

添付文書・審査報告書・インタビューフォーム/PMDA web site
https://www.pmda.go.jp/PmdaSearch/iyakuDetail/GeneralList/631340T

● シルガード9・・・MSD社(メルク) 2020年7月製造販売承認 ※国際名:ガーダシル9
9価ワクチン(HPV6型・11型・16型・18型・31型・33型・45型・52型・58型)

添付文書・審査報告書・インタビューフォーム/PMDA web site
https://www.pmda.go.jp/PmdaSearch/iyakuDetail/GeneralList/631341C

2009新型インフルパンデミック 巨大ワクチンビジネス(はたともこブログ)
http://blog.livedoor.jp/hatatomokodoor/archives/55111507.html

【サーバリックスの不透明なスピード承認】2007年9月 年次改革要望書による米政府の強い要望直後に(Chapter3⑥-4参照)、厚労省の指導により、サーバリックスは国内臨床試験の終了を待たずに、GSK社が承認申請(特例!)。2009年8月に薬事・食品衛生審議会医薬品第二部会で承認議決(ここまでの2年間は舛添要一厚労大臣)。この背景には、同時期の新型インフルエンザパンデミック・ワクチン輸入問題がある。

【GSK社と取引?】日本政府(2009年9月16日から民主党政権)は、パンデミックに備えて4950万人分のワクチン輸入を決定(GSK社3700万人分/ノバルティス社1250万人分/輸入総額1126億円)。しかし新型インフルは終息の見通しとなり、ワクチンは不要に!ノバルティス社には92億円の違約金支払い。GSK社には違約金(257億円)を支払わず、GSK社はサーバリックスの公費助成687億円を獲得。

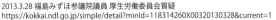

①-4 子宮頸がん検診の種類

【胃がん】【肺がん】【乳がん】【大腸がん】

5つのがん検診

子宮頸がん

日本では、健康増進法にもとづいて、厚生労働省が指針をさだめ 5種類のがん検診を、市区町村が実施しています。

子宮頸がん検診は、「がん発見」というより「がん予防」検診なのよね。定期的な併用検診を行えば、HPV感染の有無チェック・経過観察・適切な治療で、誰も子宮頸がんにはならない、のよ！

※現行の子宮頸がん検診は、20歳以上の女性に対して、2年に1回、問診・視診・子宮頸部の細胞診および内診がおこなわれています。

国立がん研究センターもHPV検査単独法を認め、推奨！

【子宮頸がん検診には3種類あります】

国立がん研究センター子宮頸がん検診ガイドライン更新版 (2020.3.31)
http://canscreen.ncc.go.jp/guidelin/shikyukeigan.html
http://canscreen.ncc.go.jp/shikyukeiguide2019.pdf
(P.7)

自己採取なら、やりやすいね！

はたともこ、イラストへただね…

● 細胞診単独法

● HPV検査単独法・・・検体の自己採取が容易にできる！

ハイリスクHPVを検出同定するHPV検査は、新型コロナウイルスのPCR機器が使えます！

● 細胞診・HPV検査併用法

国立がん研究センターは、2020年3月、「有効性評価に基づく子宮頸がん検診ガイドライン更新版」を作成して、はじめて、「HPV検査単独法」を推奨しました。

いいねえ

【子宮頸がん検診受診率】厚労省の国民生活基礎調査。日本人女性の受診率は、2019年で43.7%。2006年の24.5%からは大幅に上昇したが、米国83.3%、ドイツ80.4%、イギリス77.2%、フランス75.4%、OECD平均62.9%等（内閣府資料）と比べて非常に低い。細胞診だけでも罹患率・死亡率を80%減らすことができる(国立感染研ファクトシート追編)。HPV検査と併用検診なら100%！受診率向上しかない！
● 男女別がん検診受診率の推移（国立がん研究センターがん情報サービス）
https://ganjoho.jp/reg_stat/statistics/stat/screening_p01.html
● 子宮頸がん検診を受けた20〜69歳女性の割合（国際比較）（内閣府 男女共同参画白書 平成30年版）
http://www.gender.go.jp/about_danjo/whitepaper/h30/zentai/html/zuhyo/zuhyo01-00-46.html

【女性の働き方別の子宮頸がん検診受診率】国民生活基礎調査から内閣府が特別集計したデータでは、受診率は、正規従業員20代30.1%・30代55.1%、非正規20代21.7%・30代46.7%、仕事なしで家事を担う者20代49.4%・30代57.8%。20代の正規・非正規従業員の受診率の低さが目立つ。10代・20代女性の受診率向上のためには、検体自己採取によるHPV単独検査（郵送方式等）が有効ではないか。

女性のがん検診受診率（内閣府 男女共同参画白書 平成30年版）
http://www.gender.go.jp/about_danjo/whitepaper/h30/zentai/html/zuhyo/zuhyo01-00-48.html

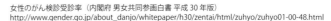

②-1 ワクチン有効可能性は10万人に10人（0.01％）程度で非常に低い

ワクチン有効可能性は 0.01% と低い（ひじょうに）

HPVワクチン製造販売元 GSK ウェブサイトには・・・
HPV感染の約0.15％が子宮頸がんを発症すると推定、と明記
（子宮頸部）

「GSK」＋「子宮頸がん」で検索
→すべての女性のための子宮頸がん情報サイト
→「子宮頸がんの原因はウイルス」→HPVとは

➡ HPV16型・18型の感染率を10％（サーバリックス臨床試験データ）＆子宮頸がんの50〜70％がHPV16型・18型とすれば、HPV感染の0.0075〜0.0105となり、国立がん研究センター最新統計「0.01％」に近い数字となる（下記）

国立がん研究センター最新統計
子宮頸がんの年間罹患数は11,012人（2017年）
＝10万人に16.9人

Chapter3①-1を見て下さい

国立がん研究センター 全国がんデータより
https://ganjoho.jp/reg_stat/statistics/dl/index.html

⬇ 子宮頸がんに占めるHPV16型・18型が50〜70％とすれば

低いな、ホントに

10万人に8.45〜11.83人
＝ 0.00845〜0.01183％

非常に低い！

⬇ 小数点以下第3位を四捨五入

低いね、ホントに

ワクチン有効可能性は0.01％

※シルガード9（9価ワクチン）でも、ワクチン有効可能性は0.015％程度で、非常に低い

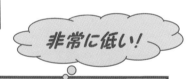

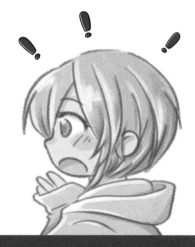

ワクチンを接種しなくても、99.99％は、HPV16型・18型の子宮頸がんにならない

【50〜70％のトリック】HPVワクチンは「子宮けいがんの原因の約50〜70％を防ぎます」（厚労省 2020 年 10 月版リーフレット）。ワクチンの有効可能性が約 50 〜 70％あるという印象を与えるが（ファクトシート）、それは数字のトリック。実際は、ワクチンを接種しなくても、ワクチン対象の HPV16 型・18 型の子宮頸がんになる人は 10 万人に約10 人（年間罹患率）。ワクチン有効可能性は約 0.01％と、非常に低いのです。

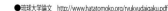

【シルガード 9 の 90％はトリック】「子宮頸がんに対する HPV 型のカバー率は 4 価 HPV ワクチンが約 65％に対し、シルガード 9 は約 90％を示す」（MSD 社）。ワクチン有効可能性が90％あるという印象を与えるが、それは数字のトリック。国立感染研ファクトシートの根拠となった琉球大学論文では、カバー率は 80.7％、ワクチン有効可能性は 10 万人に 13.64 人（年間罹患率 10 万人に 16.9 人 × 0.807 ＝ 13.64、0.01364％）約 0.01％で、やはり非常に低い！

●琉球大学論文 http://www.hatatomoko.org/ryukyudaigaku.pdf
●シルガード 9 のアジュバントは、ガーダシルの 2 倍以上！ http://blog.livedoor.jp/hatatomokodoor/archives/55113417.html

②-2 はたともこ（参議院議員/当時）の国会質疑

厚生労働省 矢島鉄也 健康局長（当時）の国会答弁

日本人細胞診正常女性の

① HPV16型の感染割合は0.5％、18型は0.2％

20〜25歳の16型・18型感染率は、前ページに書いたように10％という説もある

→（国立感染症研究所作成のファクトシートが採用した琉球大学論文データ ファクトシートp.11）

ファクトシートが隠していた16型・18型の感染割合を、答弁で明らかに！

HPVに感染しても

② 90％が2年以内に検出されなくなった（米国における3年間の調査データ）

持続感染し、軽度異形成になっても

③ 若い女性の軽度異形成の90％が3年以内に消失（イギリスの医学雑誌ランセット）

Mr.Yajima

単純計算すると

HPV16型・18型の「中等度・高度異形成」になる人は、

$0.7\% (0.5+0.2) \times 0.1 \times 0.1 = 0.007\%$（10万人に7人）

①　　②　③

少なっ！

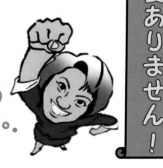

HPVワクチンは必要ありません！

・2013年3月28日 参議院厚生労働委員会（はたともこ/10分間）
・2013年5月20日 参議院決算委員会（はたともこ/15分間）

HPVワクチン定期接種化を含む予防接種法改正案に、722人（当時）の国会議員の中で、ただ1人、反対した。

ぜひ、動画をご覧ください！

3/28会議録　　3/28動画　　5/20会議録　　5/20動画

【たった一人の反対】HPV ワクチン、Hib 感染症ワクチン、小児用肺炎球菌ワクチンの定期接種化のための予防接種法改正案は、2013 年 3 月 22 日 衆議院本会議で「異議なし採決」（全会一致）、3 月 29 日 参議院本会議で反対 1 名（はたともこ）、棄権 4 名（西田昌司、山谷えり子、川田龍平、水戸将史）の賛成多数で可決成立。衆議院議員 480 名（当時）、参議院議員 242 名（当時）、国会議員 722 名のなかで、たった一人の反対だった。

参議院 web site 2013 年 3 月 29 日本会議投票結果 https://www.sangiin.go.jp/japanese/joho1/kousei/vote/183/183-0329-v018.htm

【ハイリスク型 HPV について】9 価ワクチン シルガード 9 は、6・11・16・18 型の他に、31・33・45・52・58 型が対象。感染研ファクトシートでは、他に 35・39・51・56・59・68・73・82 型がハイリスク（ファクトシート P.2）。ファクトシートも採用した琉球大学論文では、さらに 53・90・91・71・42 型がハイリスク。ハイリスク型 HPV は合計 20 種類ということになる。HPV 検査普及のためにも、速やかにハイリスク型 HPV を確定してほしい。

Chapter3 ①-1 参照

②-3 ワクチン臨床試験が、HPVワクチンの『不必要性』を証明している

（サーバリックス/ガーダシル添付文書より）

HPVワクチンの 臨床試験 「42,142例」

●サーバリックス
　　国内1040例・海外18,665例
●ガーダシル
　　国内1021例・海外21,416例

サーバリックス添付文書
https://www.info.pmda.go.jp/go/pack/631340QG1022_1_14/?view=frame&style=SGML&lang=ja

ガーダシル添付文書
https://www.info.pmda.go.jp/go/pack/631340TG1020_1_07/?view=frame&style=SGML&lang=ja

臨床試験では、ワクチンを接種しなかった人でも「がん」になった人はいない！

めちゃくちゃ説得力のあるファクトだね！

ワクチンを接種しなくても、がんにならないんだね！

定期的にHPV検査と細胞診を行っていたからだよ。

しっかり検診しているから、がんの手前で治療できるんだね。

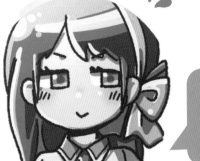

Doya・・・

なぜなら・・・
臨床試験の間は、常に検査・経過観察を行っており、前がん病変になったとしても、全て、適切な治療で治癒するので、誰も「がん」にならない。

臨床試験は経過観察

誰も否定できないファクト、ダネ！

ワクチン臨床試験が定期併用検診による「がん予防」を証明

臨床試験自体が、定期的な併用検診（HPV検査・細胞診）で子宮頸がんは完全に予防できることを証明する試験になっている

【国内臨床試験の情報非公開】参議院議員時代、私は、厚労省に対して、サーバリックスの国内臨床試験の治験責任医師の名前（今野良自治医大教授？）と国内13施設の名称、ガーダシルの国内臨床試験の治験責任医師の名前（吉川裕之筑波大教授／当時？）と国内14施設の名称を資料請求したが、拒否回答。製薬企業と医師・医療機関等への透明性の確保は、重要課題。シルガード9も含めて、公表すべき。

自治医大からの「情報非開示」回答FAX（はたともこブログ）http://blog.livedoor.jp/hatatomokodoor/archives/55113542.html

【ガーダシル臨床試験の不祥事】ガーダシルは、2007年11月に承認申請されたが、国内臨床試験で、「検体ラベルの取り違えが組み入れ症例1021例中224例に及ぶ／申請者の方針が二転三転し／解析終了まで申請から約2年半の時を要する」（審査報告書）。その結果、申請を取り下げ2010年7月に再度申請。MSD社は、肺炎球菌ワクチンでも、翻訳間違い、誤字・脱字等多数と指摘され、何度もやり直し。信用できません。

●ガーダシル臨床試験でラベル取り違え、方針二転三転、承認申請取り下げのうえ再申請
http://blog.livedoor.jp/hatatomokodoor/archives/55114220.html
●MSD社・肺炎球菌ワクチン「ニューモバックスNP」～トンデモ審議結果報告書について
http://blog.livedoor.jp/hatatomokodoor/archives/55119094.html
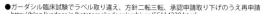

②-4 HPVワクチンの子宮頸がん予防効果を「生涯累積リスク」で推計するのは不適切

【2020年10月版リーフレット 医療従事者版〜生涯累積リスクによるHPVワクチンの効果推計】

HPVワクチン接種により、10万人あたり859〜595人が子宮頸がんになることを回避でき、また、10万人あたり209〜144人が子宮頸がんによる死亡を回避できる、と期待されます。

2020年10月版リーフレット https://www.mhlw.go.jp/bunya/kenkou/kekkaku-kansenshou28/index.html

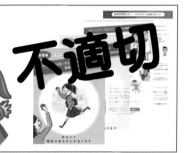

不適切

女の子と保護者向け（概要版）には、
HPVワクチンの予防効果推計は記載されていません。
女の子・保護者に対して、「上から目線で失礼」という意味で、もっと不適切！

1 3つのHPVワクチンの添付文書のすべてに「本剤の予防効果の持続期間は確立していない」と明記
サーバリックス「最長9.4年間」　ガーダシル「最大値10.1〜14年」　シルガード9「接種後6.4〜7.6年」

2 性交渉開始前の「小学校6年生から高校1年生相当」の少女たちを推奨対象としているHPVワクチンの有効可能性を議論する時に、**ハイリスクな生活習慣の人とそうでない人**の全てを平均化した「生涯累積リスク」で議論することは不適切

 ワクチンの持続期間は、わからない。 → ひとそれぞれ、生活習慣は、違うよね・・・ → リスクは、それぞれ違うんだぞ！ → 上から目線で、ワクチン押しつけないで！

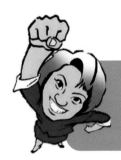

HPVワクチンは、子宮頸がん予防ワクチンではなく、
HPV感染症という性感染症の予防ワクチンなのだから、
リスクの高い生活習慣の人が、自ら有効性・必要性と安全性を判断して、
必要だと思う人が、任意で接種すべきもの、だと私は思います!!

自己決定権の問題！
憲法13条

生涯累積リスクが不適切な理由

【リーフレット概要版・詳細版】2020 年 10 月の厚労省 HPV ワクチンリーフレットは 4 種類（概要版・詳細版・受けた後版・医療従事者版）。小 6 〜高 1 相当女子と保護者への概要版は 4 ページ、詳細版は 8 ページだが、いずれも 12 項目のファクトを隠ぺいし、検診予防と勧奨中止を消去して改ざんした偽りのリーフレット。保護者にも、いい加減な偽りのリーフレットを送りつけるとは、どこまで上から目線なのか。
2020 年 10 月版 厚労省リーフレット　http://blog.livedoor.jp/hatatomokodoor/archives/55149624.html

【重篤な副反応疑いについて】医薬品との因果関係を否定できない、医薬品の使用により生じた有害な反応を副作用と言うが、予防接種では副反応（side effect）と言う。副反応検討部会では当初から HPV ワクチン両剤等の副反応報告を検討してきたが、2016.11.28 の第 22 回から「副反応疑い報告」となった（2016.8.30 健康局長通知）。改悪かと思ったが、医師等が報告しやすくなったかもしれない。

2016.8.30「定期の予防接種等による副反応の報告等の取扱いについて」の一部改正について（健康局長通知）
http://blog.livedoor.jp/hatatomokodoor/archives/55149615.html

③-1 HPVワクチンの重篤な副反応疑い発生頻度は、勧奨中止時(2013年6月)の2倍超！

重篤副反応疑いは、勧奨中止時 (2013.6) 878件 ⇒ 2020年12月 1870件

重篤副反応疑いの発生頻度は 勧奨中止時の **2倍超**

勧奨再開など、あり得ないのです！

こわいこわい

サーバリックス・ガーダシル両剤あわせて
勧奨中止時 10万人に26.77人

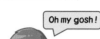

Oh my gosh！

2020年12月現在 サーバリックス・ガーダシル両剤あわせて

10万人に53.89人

（厚生労働省 副反応検討部会資料より）

～HPVワクチンの重篤な副反応疑い2013年5月報告～

● サーバリックス　10万人に30.81人→3245人に1人

発生率114.3/100万接種あたり

2013.3.31までに795件/6,957,386接種/258万人
https://www.mhlw.go.jp/file/05-Shingikai-10601000-Daijinkanboukouseikagakuka-Kouseikagakuka/0000014805_1.pdf

● ガーダシル　10万人に11.86人→8434人に1人

発生率49.1/100万接種あたり

2013.3.31までに83件/1,688,761接種/70万人
https://www.mhlw.go.jp/file/05-Shingikai-10601000-Daijinkanboukouseikagakuka-Kouseikagakuka/0000014806_1.pdf

● インフルエンザワクチン

発生率2.8/100万接種あたり

2012.10.1～2013.3.31の間に139件/50,240,735接種
https://www.mhlw.go.jp/stf/shingi/2r98520000034g8f-att/2r98520000034hqm_2.pdf

---

ガーダシルの発生頻度が、**3.6倍以上**になった！

～HPVワクチンの重篤な副反応疑い2020年12月報告～

● サーバリックス　10万人に57.58人→1737人に1人

発生率213/100万接種あたり

2020.9.30までに1497件/7,021,266接種/260万人
https://www.mhlw.go.jp/content/10601000/000709466.pdf

● ガーダシル　10万人に42.87人→2332人に1人

発生率178.5/100万接種あたり

2020.9.30までに373件/2,089,943接種/87万人
https://www.mhlw.go.jp/content/10601000/000709467.pdf

● インフルエンザワクチン

発生率2.6/100万接種あたり

2019.10.1～2020.4.30の間に148件/56,496,152接種
https://www.mhlw.go.jp/content/10906000/000710865.pdf

重篤な副反応疑い / 2013.5報告　この時点でも酷い！

インフルエンザワクチンのサーバリックスは **41倍** ガーダシルは **18倍**

重篤な副反応疑い / 2020.12報告　ビックリ！

インフルエンザワクチンのサーバリックスは **82倍** ガーダシルは **69倍**

---

③-2 国は、すでに、HPVワクチンによる健康被害402人を認定

● **医薬品副作用被害救済制度 (PMDA) による支給件数 374件** (令和元年度まで)

2009年～2013年3月末までの 任意接種 　※緊急促進事業 (H22年11月～H25年3月末日) を含む

PMDA 医薬品副作用 被害救済制度
https://www.pmda.go.jp/relief-services/adr-sufferers/0001.html

令和元事業年度業務実績 (P.1)
https://www.pmda.go.jp/files/000236819.pdf

PMDA (業務実績)
https://www.pmda.go.jp/about-pmda/annual-reports/0001.html

● **予防接種健康被害救済制度 (厚生労働省) による認定者数 28人** (令和元年末まで)

医療費・医療手当給付26人・障害年金2人　※ 法定接種 となった2013年4月1日以降

厚生労働省 予防接種健康被害救済制度
https://www.mhlw.go.jp/bunya/kenkou/kekkaku-kansenshou20/kenkouhigai_kyusai/

予防接種健康被害認定者数
https://www.mhlw.go.jp/topics/bcg/other/6.html

◆ **障害認定 45人 (10万人に1.3人)**

PMDAは公表していないが、HPVワクチン薬害訴訟全国弁護団の資料によると45人が障害認定　※令和元年12月現在

HPVワクチン薬害訴訟弁護団 別紙2参照
https://www.hpv-yakugai.net/2020/04/15/silgard9/

→ ● **ワクチンによる健康被害救済制度認定　10万人に11.7人**
● **ワクチン有効可能性　10万人に8.45～11.8人**
(ワクチン対象HPV16型・18型の子宮頸がん年間罹患率) Chapter3②-1を見て下さい

ほぼ同じ

◆ **子宮頸がん年間死亡率　10万人に2.3～3.2人**
(ワクチン対象HPV16型・18型)
◆ **障害認定　10万人に1.3人** Chapter3①-1を見て下さい

障害認定は
死亡率の40～57%

のべ 402人 10万人に11.7人 健康被害救済制度の認定

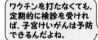

HPVワクチンによる健康被害を国は認めているんだね。

健康被害がワクチン有効可能性と同じ···

ワクチンを打たなくても、定期的に検診を受ければ、子宮けいがんは予防できるんだよね。

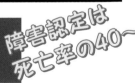

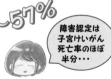

障害認定は子宮けいがん死亡率のほぼ半分···

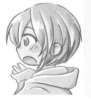

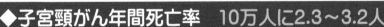

【医薬品副作用被害救済制度】PMDA（独立行政法人医薬品医療機器総合機構）は、医薬品の副作用により発生した、入院治療が必要な程度の重篤な疾病や障害等の健康被害を救済する制度をもつ。当該医薬品により発現したと認められない場合は救済されないが、認められれば過失責任が証明されなくても救済。HPVワクチンの場合は、2013年4月からの法定接種より前の任意接種が対象となる。

PMDA 救済制度　https://www.pmda.go.jp/relief-services/adr-sufferers/0001.html

【予防接種健康被害救済制度（厚生労働省）】2013年4月に法定接種となって以降のHPVワクチンの健康被害はこの制度で救済される。厚労省WebSiteでは、接種に係る過失の有無にかかわらず、予防接種と健康被害との因果関係が認定された方を迅速に救済するもの、と記述。地方自治体には総合賠償補償保険制度があるが救済例は数例。潜在的被害者は多いと思われるので、被接種者全員調査で救済を！

厚生労働省 予防接種健康被害救済制度 https://www.mhlw.go.jp/bunya/kenkou/kekkaku-kansenshou20/kenkouhigai_kyusai/

③-3 全国21自治体（データを取得できた自治体）のHPVワクチン接種後の健康調査について

【自治体調査】※調査期間2013年10月〜2017年2月
対象者合計 63,574人　回答者合計 25,777人
このうち、

http://blog.livedoor.jp/hatatomokodoor/archives/55104777.html

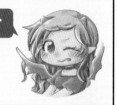

接種後の実態調査です

HPVワクチン接種後の体調変化の症状が「現在も継続」は、**383人**（回答者の1.5％）

被接種者全員347万人の1.5％は、52,050人！
「現在も症状が継続」が多数存在の可能性!!
その人たちを救済するためにも、347万人の全員調査が必要

HPVワクチンの副反応と気付かないで苦しんでいる人も、いそうだね···

ちゃんと調査してほしいね。

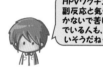

HPVワクチン推進派のよりどころ「名古屋スタディ」に対する、名古屋市の対応

2015年12月 調査結果速報版「接種者と非接種者に有意差なし」
⇒ 一転して、2016年6月27日 事実上、評価の撤回！

なんのための調査だったのか？

名古屋市の「子宮頸がん予防接種調査」（2015年9月〜11月）
対象者70,960人　回答者30,793人（接種者21,034人、非接種者9,245人、不明514人）

「接種後」の体調変化が現在も継続しているか、にかかわる質問なし！

※理解できないのは、ワクチンを接種していない人の次の症状。
　なぜそうなったのか説明してほしい。
●身体が自分の意思に反して動く 58人（ワクチンを接種した人 200人）
●普通に歩けなくなった 22人（ワクチンを接種した人 73人）
●杖や車いすが必要になった 16人（ワクチンを接種した人 33人）

有意差あるよね？

名古屋市
http://www.city.nagoya.jp/kenkofukushi/page/0000088972.html

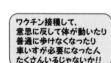

ワクチン接種して、意思に反して体が動いたり普通に歩けなくなったり車いすが必要になったん人たくさんいるじゃないか!!

ゆういさ、あるよね

ワクチン接種者347万人の全員調査が必要！

（名古屋市アンケート項目）
・月経不順　・すぐ疲れる　・めまいがする　・過呼吸　・普通に歩けなくなった
・月経量の異常　・集中できない　・足が冷たい　・物覚えが悪くなった　・杖や車いすが必要になった
・関節やからだが痛む　・視野の異常　・なかなか眠れない　・簡単な計算ができなくなった　・突然力が抜ける
・ひどく頭が痛い　・光を異常にまぶしく感じる　・異常に長く寝てしまう　・簡単な漢字が思い出せなくなった　・手や足に力が入らない
・身体がだるい　・視力が急に低下した　・皮膚が荒れてきた　・身体が自分の意思に反して動く

③-4 被害者の声を聞いて下さい、姿を見て下さい

全国子宮頸がんワクチン被害者連絡会

https://hpvv-nonono.wixsite.com/mysite

●接種後の様々な症状

ぜひ見て下さい

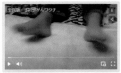
（例）両足の激しい不随意運動

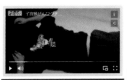
（例）全身の激しい不随意運動

https://www.youtube.com/watch?v=BGjn1ZOnRiY

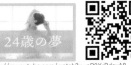
24歳の夢
https://m.youtube.com/watch?v=nR9XrBdsvA8
「子宮頸がん予防ワクチン副反応を経験して24歳になったよ。」
副反応被害者 ゆうか さんのyoutubeチャンネル

私らしく働く…
https://www.youtube.com/watch?v=tFsVN8k-aow&t=15s
「私らしい働き方‖ヨガインストラクター・闘病中」

●海外の被害の状況
https://hpvv-nonono.wixsite.com/mysite/blank-13

●わたしたちの声・願い
https://hpvv-nonono.wixsite.com/mysite/blank-9

＜米国でも訴訟＞
HPVワクチン「ガーダシル9」、
日本名シルガード9の被害者が、
製造販売元のメルク社を提訴

被害者連絡会代表みかりんのブログより
https://ameblo.jp/3fujiko/entry-12619050388.html

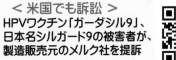
被害者の動画は、衝撃的だ…被害者に寄り添おう。

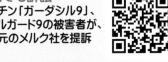
はいっ。被害者に寄り添う！

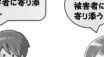

HPVワクチン薬害訴訟全国弁護団

https://www.hpv-yakugai.net/

●被害者からのメッセージ動画
https://www.youtube.com/channel/UCoWTfC6WT5011jjMWInkk3g

●審議会における原告の扱い
原告・弁護団が厚生科学審議会/薬事・食品衛生審議会に意見書提出
https://www.hpv-yakugai.net/2020/01/17/inaccurate-data/

審議会において、
重い副反応症状に苦しむ原告らは、
適切に検討されていない

全国の原告131人中、
具体的な症例検討（重症症例扱い）は19人のみ
※16人は副反応報告すらなし

重症なのに、ワクチン副反応と認めてもらえないなんて、酷いね…

医者やメーカーは、ワクチンのせいって認めたくないんだね…

重症症例扱いされなかった原告112人も、
同様に重い副反応症状に苦しむ
そのうち、
少なくとも36人は障害認定されている

【被害者連絡会】は、2013年3月25日に結成された。会長は松藤美香さん、事務局長は東京都日野市議会議員の池田利恵さん。被害者連絡会の頑張りで、勧奨中止が実現した。私のたった1人の反対票についても、池田議員から「恒久に輝く1票」「子宮頸がんワクチンを正々堂々と、正面から導入反対を主張し、最後まで闘った歴史に燦然と輝く日本の星！！」と身に余る評価をしていただいた。

●みかりんのささやきブログ　https://ameblo.jp/3fujiko/
●全国子宮頸がんワクチン被害者連絡会　https://hpvv-nonono.wixsite.com/mysite

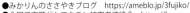

【原告さん自身によるイラスト解説】「HPVワクチンの接種を受けた後、1人にいろいろな症状が重なって出現しています。こうした症状と今も日々たたかっているHPVワクチン薬害訴訟の原告さん同士が話し合って、自分たちの実際のからだの状態や、このワクチンを打つ前に知ってほしいと感じていることを、イラストにしました」（弁護団web site）。ご覧になって是非拡めてください。
弁護団web site 原告さん自身によるイラスト解説 https://www.hpv-yakugai.net/2020/09/25/illustration/

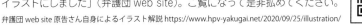

③-5「心身の反応」(機能性身体症状)

2014.1.20 第7回 副反応検討部会

心身の反応

「重篤な副反応」を認めない桃井眞里子部会長の強引見解

2014年1月20日 第7回 副反応検討部会 **「副反応に関する論点整理」**

桃井眞里子部会長は、終始一貫して「心身の反応」とし、重篤な副反応を認めない見解を示す。

心身の反応：針を刺した痛みや薬液による局所の腫れなどをきっかけとして、心身の反応が惹起され、慢性の症状が続く病態

(桃井氏)

> 接種後１か月以上経過してから発症している症例は、
> 接種との因果関係を積極的に疑う根拠がないと考えられるのではないか

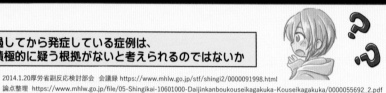

2014.1.20厚労省副反応検討部会　会議録 https://www.mhlw.go.jp/stf/shingi2/0000091998.html

論点整理　https://www.mhlw.go.jp/file/05-Shingikai-10601000-Daijinkanboukouseikagakuka-Kouseikagakuka/0000055692_2.pdf

2014.1.20会議録　論点整理

2014年7月4日 第10回 副反応検討部会 **「桃井委員提出資料（心身の反応）」より**

強い批判を受けて、桃井部会長は「機能性身体症状」という表現を使って、「心身の反応」を説明した。

心身の反応（機能性身体症状）は、原因に心理的要因があると断定するものではなく、その症状の原因・経過に心理・社会的要因が影響しているもの、となる。原因に心理的要因が皆無であるが、その症状の増強因子や慢性化に心理・社会的要因が関与するものは、含まれる。

https://www.mhlw.go.jp/file/05-Shingikai-10601000-Daijinkanboukouseikagakuka-Kouseikagakuka/0000050369_1.pdf　心身の反応

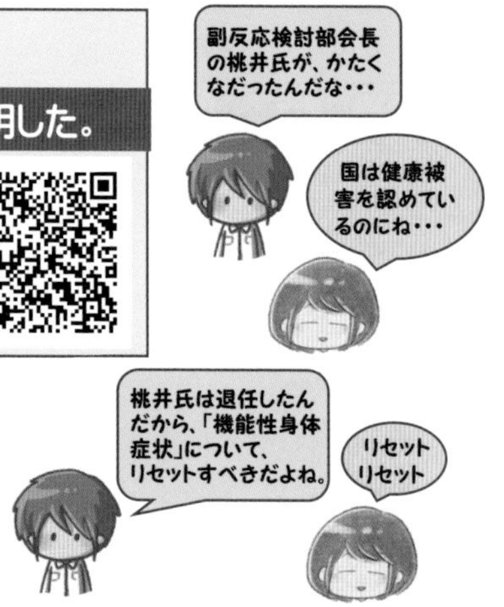

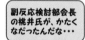

副反応検討部会長の桃井氏が、かたくなだったんだな・・・
国は健康被害を認めているのにね・・・
桃井氏は退任したんだから、「機能性身体症状」について、リセットすべきだよね。
リセット リセット

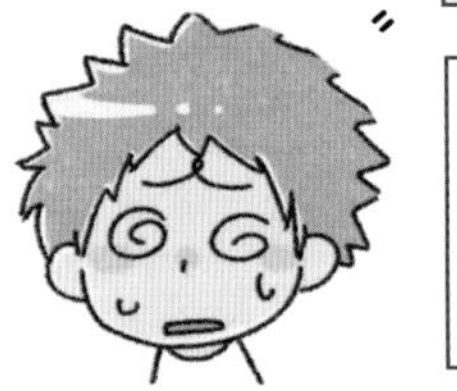

【厚労省リーフレット2020年10月 詳細版】〈痛みやしびれ、動かしにくさ、不随意運動について〉〈多様な症状〉

- この症状は「機能性身体症状」。何らかの身体症状はあるものの、画像検査や血液検査を受けた結果、その身体症状に合致する異常所見が見つからない状態
- 接種後１か月以上経過してから発症している人は、（ワクチン）接種との因果関係を疑う根拠に乏しい（専門家による評価）

※国の健康被害認定では、期間経過後に発症した人も認定されている。　※「概要版」に、機能性身体症状についての記述なし

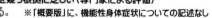

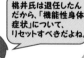

【寄り添う姿勢】2015年９月、厚労省は、因果関係を否定できないHPVワクチンの健康被害者に対して、「寄り添う姿勢⇒速やかな個別救済、医療支援の充実、生活に寄り添う支援の強化」を基本方針とする文書を公表。「我が国の従来からの救済制度の基本的考え方『厳密な医学的な因果関係までは必要とせず、接種後の症状が予防接種によって起こることを否定できない場合も対象とする』」とした。

第31回副反応検討部会（2017.11.29）資料
https://www.mhlw.go.jp/file/05-Shingikai-10601000-Daijinkanboukouseikagakuka-Kouseikagakuka/0000186458.pdf

【心無い医師たちの発言／セカンド被害】因果関係を否定できないHPVワクチン健康被害者に対して厚労省は、少なくとも「寄り添う姿勢」で救済・支援することを基本方針としている。しかし、相談に来た被害者に対して、寄り添うどころか、「気のせい」だとか、詐病扱いして、本人と保護者を深く傷つける医師たちが存在する（厚労省指定協力医療機関にも）。被害者を攻撃する医療ジャーナリストもいる。

ヒトパピローマウイルス感染症の予防接種後に生じた症状の診療に係る協力医療機関及び厚生労働科学研究事業研究班の所属医療機関（令和2年4月1日現在）
https://www.mhlw.go.jp/bunya/kenkou/kekkaku-kansenshou28/medical_institution/dl/kyoyroku.pdf

③-6 HPVワクチン接種後の特異的な症状

HPVワクチンとの因果関係を否定できない持続的な疼痛等

ワクチン接種後の特異的な症状

HANS症候群（HPVワクチン関連神経免疫異常症候群）
HPV Vaccine Associated Neuropathic Syndrome

2014年9月 日本繊維筋痛症学会 第6回 学術集会で、西岡久寿樹理事長（当時）が、HANSの診断基準を発表
（東京医科大学医学総合研究所長/当時）
※現在の学会理事長は横田俊平氏 横浜市立大学名誉教授/元 日本小児科学会会長

西岡医師講演資料
http://blog.livedoor.jp/hatatomokodoor/archives/55184633.html
横田医師講演資料
http://blog.livedoor.jp/hatatomokodoor/archives/55175793.html

厚労省副反応検討部会（桃井眞里子部会長）が、HPVワクチンの副反応を、接種後1か月以内に限定し、「心身の反応」（機能性身体症状）と結論したことを強く批判。重篤な副反応が、HPVワクチン接種後、平均8.5ケ月を経過して発症しており、潜在的な患者が顕在化した場合、ワクチン史上、最大・最悪の「薬害」問題になる可能性がある、と主張。

HPVワクチン副反応と向き合っている医師の見解と、副反応検討部会の医師らとの見解は、ぜんぜん違うんだね。

副反応検討部会の医師は、HPVワクチン被害者を、診察しているのかなあ・・・・

厚生労働省は、
① 「HPVワクチンとの因果関係を否定できない持続的な疼痛等が当該ワクチン接種後に特異的に見られた」と認めている。
（2016.6.7閣議決定答弁書）

② 「ワクチンを接種した後に、広い範囲に広がる痛みや、手足の動かしにくさ、不随意運動（動かそうと思っていないのに体の一部が勝手に動いてしまうこと）などを中心とする多様な症状が起きたことが副反応疑い報告により報告されています」と、2018年1月版リーフレットに記述し、期間を限定せず副反応疑い報告を受け集計しているのだから・・・

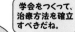

学会をつくって、治療方法を確立すべきだね。

➡ **「HPVワクチン接種後特異的症候群」** とか の病名を認めるべきです

治療方法は、まだ確立されていないんだね。

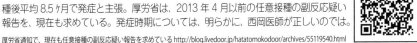
【西岡久寿樹医師 vs 桃井眞里子医師】両医師は、HANS vs「心身の反応」でも対立するが、副反応発症時期も対立。桃井部会長（当時）は、接種後1か月以上の発症は接種との因果関係を積極的に疑う根拠がないとするが、西岡医師は、重篤な副反応が接種後平均8.5ケ月で発症と主張。厚労省は、2013年4月以前の任意接種の副反応疑い報告を、現在も求めている。発症時期については、明らかに、西岡医師が正しいのでは。

厚労省通知で、現在も任意接種の副反応疑い報告を求めている http://blog.livedoor.jp/hatatomokodoor/archives/55119540.html

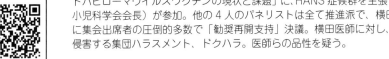
【小児科学会の集団ハラスメント】2015年5月14日 第119回 日本小児科学会学術集会「ヒトパピローマウイルスワクチンの現状と課題」に、HANS症候群を主張する横田俊平医師（前小児科学会会長）が参加。他の4人のパネリストは全て推進派で、横田医師を総攻撃。最後に集会出席者の圧倒的多数で「勧奨再開支持」決議。横田医師に対し、敬意を欠き、尊厳を侵害する集団ハラスメント、ドクハラ。医師らの品性を疑う。

④-1 国立がん研究センターの「子宮頸がん検診ガイドライン更新版」（2020年3月31日）

「ガイドライン更新版」で、初めてHPV検査単独法を推奨！ 推奨グレードA

HPV検査は、検体の自己採取が可能！

検査は、新型コロナウイルスと同じ **PCR!!** 検査も行います

2020年 あらたなガイドラインで推奨
- HPV検査単独法　　　　　推奨グレードA
- 細胞診単独法　　　　　　推奨グレードA
- 細胞診・HPV検査併用法　推奨グレードC

今回初めてガイドラインで推奨された「併用法」は、推奨グレードC

　グレードCの理由〜条件付き推奨
　・HPV陽性者に対する長期の追跡を含む精度管理体制の構築が前提
　・検体は医師が採取

子宮頸がん検診ガイドライン更新版 (2020.3.31)

（本文）　　　（概要）　　　（プレスリリース）

http://canscreen.ncc.go.jp/shikyukeiguide2019.pdf
https://www.ncc.go.jp/jp/information/pr_release/2020/0729/index.html
https://www.ncc.go.jp/jp/information/pr_release/2020/0729/20200729.pdf

併用法をAにすると、ワクチンの出番がなくなるからCにしたのかな。

検体の自己採取を追求すべきです！

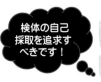

検体自己採取がすすめば、検診受診率も急上昇だね。

検体自己採取

それにしてもはたともこ、イラスト、へただね。

ベストは、
性交渉開始以降の
定期併用検診（HPV検査と陽性者に細胞診/公費負担）！

※現在は、20歳以降、2年に1回、細胞診が公費負担

それが実現するまでの間は、
「検体自己採取によるHPV検査」と「細胞診」の併用を！

【産科婦人科学会は周回遅れ】日本産科婦人科学会の web site に掲載されている「子宮頸がん検診の最新の知識 2020 年 7 月 10 日版」では、「HPV 検査を検診に導入した欧州やオセアニアの事例もありますが、子宮頸がん検診を取り巻く環境はわが国とは異なります / 慎重な検討が必要」と、否定的。周回遅れだ。国立がん研究センターのガイドラインも更新されたのだから、早く「最新の知識」に改訂を！

日本産科婦人科学会「子宮頸がん予防についての正しい理解のために〜子宮頸がん検診の最新の知識 2020 年 7 月 10 日版」(はたともこブログ)
http://blog.livedoor.jp/hatatomokodoor/archives/55122194.html

【産科婦人科学会にビックリ】「Part 1 子宮頸がんと HPV ワクチンに関する最新の知識」。HPV は性感染症ではないとして、「子宮頸がんをはじめとするがんの原因となるハイリスク HPV は、感染者の大部分が病気にならないことから性感染症としては取り扱いません。したがって、子宮頸がんも性感染症ではありません」。ビックリ！国語的にも変。少なくとも、HPV 感染症は性感染症ですよね。国立がん研究センターガイドライン更新版も、HPV 検査は性感染症の検査と明言。

日本産科婦人科学会「子宮頸がん予防についての正しい理解のために〜子宮頸がんと HPV ワクチンに関する最新の知識」(はたともこブログ)
http://blog.livedoor.jp/hatatomokodoor/archives/55122238.html

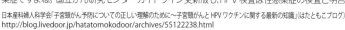

④-2 細胞診、HPV検査、それぞれの検査の特徴

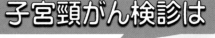

子宮頸がん検診は

細胞診

偽陽性 (false positive)：罹患していないのに検査で陽性と判定（「1 - 特異度」で計算）
偽陰性 (false negative)：罹患しているのに検査で陰性と判定（「1 - 感度」で計算）

- ●ブラシなどで採取した細胞を、顕微鏡で見る検査
- ●CIN3以上で、特異度96.7％、感度70.3％ (国立がん研究センター)
  - →特異度は高い (偽陽性が少ない) が、感度に限界 (見逃しがある)
- ●定期検診で子宮頸がん死亡率・罹患率を最大80％まで減少

HPV検査

- ●DNA検査 (検体は細胞診と同じものを使える)
- ●感度は細胞診より高い (93％以上) →見逃しが少ない
- ●特異度は細胞診よりやや劣る (90％程度) →偽陽性の可能性がある

※ 国立がん研究センター「がん情報サービス 子宮頸がん検診」「有効性評価に基づく子宮頸がん検診ガイドライン更新版」等を参照し、はたともこ作成

セクシャルデビュー以降の定期的な子宮頸部検診は、がん予防検診になるんだね！

がん発見検診というよりがん予防検診

感 度 sensitivity ：陽性を正しく判定する割合　※罹患者で検査を受けた人の中の検査陽性者の割合
特異度 specificity ：陰性を正しく判定する割合　※非罹患者で検査を受けた人の中の検査陰性者の割合

性感染症予防にもなるし、定期的な子宮頸部検診は、とても重要なんだね！

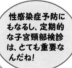

性交渉デビュー前の人は必要ない

一度の検体採取で、両方の検査ができる

- ◆「併用検査」を行えば、「感染と前がん病変」の有無を判定できる
- ◆HPV感染症は性感染症なので、公衆衛生上のまん延防止の観点から、性交渉開始以降のHPV検査は有効 (陽性者には助言や啓発)

子宮頸がん 予防 検診 です

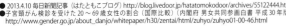

【受けやすい検診】元朝日新聞記者で国際医療福祉大学大学院教授の大熊由紀子さん。「子宮頸がんは、検診で早期発見すれば命も子宮も失わなくてすみます／(検診率が)80%と高い英国では、訓練を受けた看護師が、診療所の普通のベッドの上で実施しています」(2013.4.10 毎日新聞)。大熊さんは、web site「ゆき・えにしネット / くすりの部屋」で、現在もHPVワクチン問題に注目していらっしゃいます。世界の検診受診率：仏 75.4%、英 77.2%、独 80.4%、米 83.3%。
● 2013.4.10 毎日新聞記事 (はたともこブログ) http://blog.livedoor.jp/hatatomokodoor/archives/55122444.html
●子宮頸がん検診を受けた 20〜69 歳女性の割合（国際比較）(内閣府 男女共同参画白書 平成 30 年版)
http://www.gender.go.jp/about_danjo/whitepaper/h30/zentai/html/zuhyo/zuhyo01-00-46.html

【経過観察の保険適用】国立がん研究センターガイドライン更新版。「HPV 検査を用いた子宮頸がん検診では、HPV 検査陽性（かつ細胞診陰性）が、検診結果陽性者の大半を占める。HPV 陽性者に対して現在保険病名が存在せず、診療現場での経過観察が困難な状況 / 診療で経過観察ができない状況では、HPV 検査を用いた子宮頸がん検診を一般化できない」と、経過観察の保険適用が必要と記述。いいね！
国立がん研究センター子宮頸がん検診ガイドライン更新版(2020.3.31)P.39 XV.考察「4.検診結果のアルゴリズム」(P.39)
http://canscreen.ncc.go.jp/shikyukeiguide2019.pdf

④-3 島根県出雲市は、「細胞診・HPV検査」併用の子宮頸がん検診で、浸潤がんを、ほぼ撲滅！

島根県立中央病院産婦人科 岩成 治ら レポート（島根医学 33（3）2013）
細胞診・HPV 検査併用 子宮頸がん検診の浸潤癌予防効果
-浸潤癌が島根県で半減,出雲市では概ね撲滅-

島根県ホームページ　島根の子宮癌検診のあゆみ
https://www.pref.shimane.lg.jp/medical/kenko/kenko/gan/gansalon/ganjouhousaron.data/H25bodo.pdf?site=sp

➡ 細胞診・HPV併用検診を導入した島根県出雲市
⇒導入6年後には、浸潤がんは、ほぼ撲滅！

●浸潤がんは検診未受診者のみ
●広汎子宮全摘術症例ゼロ

CIN2+（中等度異形成以上）＝50/2931　大規模共同研究 n＝2,931

これは、ファクトです！

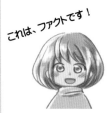

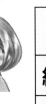

併用検診は、絶大な効果じゃないか！

	感 度	特異度	陽性反応的中度	陰性反応的中度
細胞診	86.0%	93.6%	19.1%	99.7%
HPV検査	94.0%	91.5%	16.1%	99.9%
細胞診・HPV検査併用	100%	88.7%	14.4%	100%

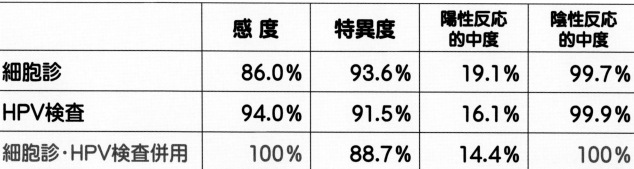

※中等度異形成以上の発見に **見逃しがない**

全ての自治体が、出雲市を見習うべきだね。

偽陰性がない　白は白

厚労省は、なぜ併用検診を推進しないの？

ワクチンビジネスの業界から圧力があるのかな？

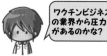

参考：「子宮頸がん検診の今後〜早急に細胞診・HPV併用に移行し、さらにHPV単独検診へ」（今野良／日本臨床76 増刊2 2018）

【出雲市の子宮頸がん検診】は「細胞診のみ」と「細胞診＋HPV検査」の2本立て選択制。「細胞診のみ」の費用は2050円で、異常なしの場合は1年1回検査。「細胞診＋HPV検査」の費用は3070円で、異常なしの場合は3年に1回の検査。対象は出雲市に住民票のある20歳以上の女性。市内11・市外4の検診実施医療機関で受診できる。全国の他の市区町村も併用検査を実施し国は公費助成を！
出雲市 令和2年度がん検診のお知らせ　https://www.city.izumo.shimane.jp/www/contents/1555297314963/index.html

【偽陽性と過剰診断】HPV単独検査については、偽陽性と過剰診断が不利益とされている。HPV単独検査陽性となっても、若い女性の陽性の大部分が一過性感染（90%が自然消失）であること、自然治癒あるいは進行しない異形成を発見することが過剰診断となること等が指摘されている。しかし、子宮頸がん検診に限れば偽陽性・過剰診断であっても、性感染症検査としてはHPV陽性の発見は生活習慣の改善・まん延防止に有効だ。性交渉開始以降のHPV単独検査は推奨されるべきです。
がん検診のあり方に関する検討会中間報告書〜子宮頸がん検診の検診項目等について〜平成25年2月
https://www.mhlw.go.jp/stf/shingi/2r9852000002x6jv-att/2r9852000002x6nj.pdf
https://www.mhlw.go.jp/stf/shingi/2r9852000002x6jv.html

④-4 子宮頸がんは、定期併用検診（HPV検査・細胞診）で予防できる

●細胞診で死亡率・罹患率は80％減少

「米国国立がん研究所（NCI）では、従来法（擦過細胞診）によって子宮頸がん死亡および罹患が、それぞれ少なくとも80％は減少するとしている」

https://www.mhlw.go.jp/stf/shingi/2r98520000014wdd-att/2r98520000016rqg.pdf

（厚生労働省ファクトシート追加編P.16）

●細胞診は一定程度の見逃し⇒「細胞診・HPV検査」併用検診は、ほぼ見逃しがない

（2013年 島根県出雲市レポート/2018年 今野良氏レポート）

https://www.pref.shimane.lg.jp/medical/kenko/kenko/gan/gansalon/ganjouhousaron.data/H25bodo.pdf?site=sp

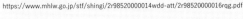
検体自己採取によるHPV単独検査も活用できる

定期併用検診で、HPV感染、持続感染、異形成が見つかれば、

検診にはじまり検診に終わる！

◆感染段階では、生活習慣をあらためることを助言し、まん延防止に努める

検体自己採取すすめてね!!

◆軽度・中等度異形成の段階では、経過観察

◆高度異形成（中等度の一部も含む）の段階では、適切な治療

若い女性の軽度異形成の90％が3年以内に消失（Lancet 2004.11）
⇒「CIN3（高度異形成・上皮内がん）の段階で適切な治療（子宮頸部円錐切除術等）が行われた場合には、治癒率おおむね100％」（2013年 厚生労働省健康局長答弁）
※子宮頸部の中等度・高度異形成にはレーザー蒸散術（CO_2レーザー照射で焼く）も

3/28　　5/20

（2013年 厚生労働省健康局長答弁 動画）

国の推奨する20歳から2年に一度の細胞診ではなく、
性交渉開始以降、HPV単独検査、定期併用検診を行うことで、
子宮頸がん予防とHPVまん延防止に取り組むべき！

性感染症なのだから、まん延防止も重要だね。

男子の検体自己採取も、研究されてるみたいだ。

【子宮頸部円錐切除術】慶応義塾大学病院産婦人科では、子宮頸部をレーザーメスもしくは超音波メスにより円錐状に切除。普通のメスを使用するより出血が少ないという。手術時間は約30分、麻酔を考慮に入れると約2時間。この手術の目的は子宮を温存し、将来の妊娠・出産の可能性を残すこと。その後に妊娠した場合の早産のリスクは20％（手術を受けていない場合は9％）で、リスクは、若干、高くなるという。

「慶応義塾大学医学部産婦人科学教室 + 子宮頸がんに対する妊孕性温存術式」で検索してください。

【レーザー蒸散術】同じく慶応病院産婦人科は、主にCIN3や長期間持続するCIN2（中等度異形成）に対して、子宮頸部レーザー蒸散術（レーザー光線による熱で蒸散させる）を選択。手術時間は5～10分。早産への影響は少ないが、円錐切除術より再発の頻度が高いという。異形成の治療（手術・投薬）はさらに進化させてほしい！私自身は、平時から予防も含めて、漢方薬ヨクイニンの服用が効果があるのではないかと思う（複数の大学で研究され論文もある）。

「KOMPAS+ 子宮頸部異形成に対する子宮頸部レーザー蒸散術」で検索してください。

⑤-1 性感染症とは

性感染症：STD（Sexually Transmitted Diseases）
※症状が出ていない感染状態も含めてSTI（Sexually Transmitted Infections）

性感染症とは「性的接触によって感染する病気」

感染症法で規定されている性感染症

4類感染症	A型肝炎
5類感染症/全数把握疾患	急性ウイルス性肝炎（B型・C型） アメーバ症 エイズ・HIV感染症 梅毒
5類感染症/定点把握疾患	淋菌感染症 性器クラミジア感染症 性器ヘルペス感染症 尖圭コンジローマ

厚生労働省リーフレット「検査しないとおしおきよ！！」

主な性感染症	梅毒 淋菌感染症 性器クラミジア感染症 性器ヘルペス感染症 ヒトパピローマウイルス（HPV）感染症 HIV・エイズ

https://www.jfshm.org/

公益財団法人 性の健康医学財団 WebSite

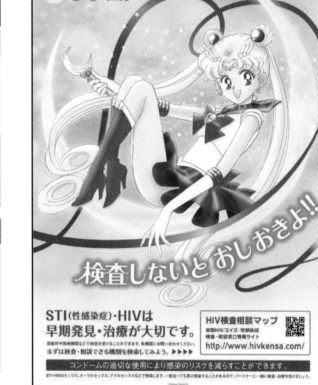

厚生労働省 「性感染症」予防啓発リーフ＆ポスター 2016年版

STI（性感染症）・HIVは
早期発見・治療が大切です。

保健所や医療機関などで検査を受けることができます。各機関にお問い合わせください。
まずは検査・相談できる機関を検索してみよう。▶▶▶▶

HIV検査相談マップ
全国HIV/エイズ・性感染症
検査・相談窓口情報サイト
http://www.hivkensa.com/

コンドームの適切な使用により感染のリスクを減らすことができます。
STI・HIVはセックス、オーラルセックス、アナルセックスなどで感染します。一度治っても再び感染することもあるので、パートナーと一緒に検査・治療を受けましょう。

https://www.mhlw.go.jp/stf/seisakunitsuite/bunya/kenkou_iryou/kenkou/kekkaku-kansenshou/seikansenshou/index.html

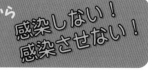

HPV感染症は性感染症なのだから
感染症法の5類指定とし、
定点把握疾患とすべきです。

感染しない！
感染させない！

【STDとSTI】公益財団法人「性の健康医学財団」web site の「性感染症とは」によれば、性感染症（STD：Sexually Transmitted Disease）という「病気」だけではなく、症状が出ていない「感染状態」も含め広く考えるために、性感染（STI：Sexually Transmitted Infection）という語が使われることも多くある、という。私はどちらも「性感染症」だと思う。無症状・有症状含めて、「新型コロナウイルス感染症」と言うのと、同じだ。

【全数把握と定点把握】感染症法（感染症の予防及び感染症の患者に対する医療に関する法律）第12条に「医師の届出」の規定。全ての医師が届出を行う感染症（全数把握）と、指定した医療機関のみが届出を行う感染症（定点把握）がある。1類〜4類と5類の一部が全数。指定感染症のコロナも、全数。インフルや性感染症のクラミジア、ヘルペス、コンジローマ、淋菌等は定点。HPV感染症も定点に！

厚労省 感染症法に基づく医師の届出のお願い
https://www.mhlw.go.jp/stf/seisakunitsuite/bunya/kenkou_iryou/kenkou/kekkaku-kansenshou/kekkaku-kansenshou11/01.html

⑤-2 子宮頸がんの危険因子（ハイリスク要因）

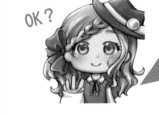

HPV感染症は性行為感染症

性交渉のパートナーが多い人や喫煙者はハイリスク

HPV感染症が子宮頸がんに移行する経緯
（厚生労働省 検疫所 FORTHウェブサイトより）
https://www.forth.go.jp/moreinfo/topics/2016/06081122.html

ほとんどのHPV感染症は治癒し、ほとんどの前がん病変は自然に治ります。

しかし、HPV感染症は慢性化し、前癌病変から浸潤性子宮頸がんに進行する危険性が、すべての女性にあります。

正常な免疫状態の女性で子宮頸がんに進行するには15年から20年かかります。免疫力が低下した女性、例えばHIV感染症で未治療の人のような場合は5年から10年たらずで進行する可能性があります。

危険因子を排除すれば、ほとんどが自然治療するんだね。

危険因子、さけるもん！

性教育・性感染症教育が重要だね！

CIN3（高度異形成・上皮内がん）から浸潤がんへの進展は

●5年間で13.0%
●10年間で20.0%
●30年間で31.3%

性感染症だとわかれば、気を付けかたも、私にだってわかる！

（国立がん研究センター 子宮頸がん検診エビデンスレポート2019年版 P.162
2020年3月31日 子宮頸がん検診エビデンスレポート文献レビュー委員会）
http://canscreen.ncc.go.jp/guideline/shikyukeireport2019.pdf

厚生労働省 検疫所 FORTHウェブサイトより

HPVの持続感染と子宮頸がんの危険因子

●低年齢での最初の性交渉
●複数のパートナーとの性交渉
●喫煙
●免疫不全状態

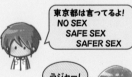

東京都は言ってるよ！
NO SEX
SAFE SEX
SAFER SEX

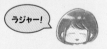

ラジャー！

【ベセスダ分類】2014年6月、厚労省健康局長通知で、子宮頸がん検診の細胞診の結果の分類が、従来のクラス分類をやめて、世界標準のベセスダシステム（ベセスダは米国の都市の名前）に統一された。ベセスダシステムは、細胞診の結果を分類するだけではなく、検体の適否と診断（正常か異常か）とともに、良性細胞変化・上皮細胞異常・その他の悪性腫瘍の診断を記述報告するものとなっている。

「子宮頸がん検診の精度管理のための技術的指針 P.9～10」（令和元年5月 東京都福祉保健局）
https://www.fukushihoken.metro.tokyo.lg.jp/kensui/gan/torikumi/pdf/2019/sisin/04shikyukeigan.pdf

【性感染症の検査方法】HIV（エイズ）、梅毒、B型・A型肝炎は血液検査。クラミジア・淋菌は尿、腟分泌液、咽頭（のど）ぬぐい液。他に、HPV、カンジダ、トリコモナスは腟分泌液。いずれも保健所、病院・診療所に、事前に電話で相談するのが基本。保健所では、HIVは匿名・無料で検査を受けられる。また、いずれも検体自己採取・郵送で検査機関等で検査を受けることも可能。

「性感染症ってどんな病気？」（P.12～24）（東京都福祉保健局）
https://www.fukushihoken.metro.tokyo.lg.jp/iryo/koho/kansen.files/sti.pdf

⑤-3 まず中学校1年生からの性教育・性感染症教育が重要ではないか

ワクチンに関する被接種者等に対する説明に当たっての留意点 (P.29)
（国立感染症研究所「ファクトシート追加編」）（2010年12月）

https://www.mhlw.go.jp/stf/shingi/2r98520000014wdd-att/2r98520000016rqg.pdf

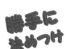
性感染症のファクトを隠し、ワクチン勧奨

勝手に決めつけ

▼ワクチン接種年齢が中学3年生未満の場合

超・上から…

HPVワクチン接種を行う理由をHPVの性感染予防として説明するのは困難（小・中学習指導要領に性感染症の項目がない）

したがって、中学3年生未満の生徒に対してHPVワクチン接種を実施する場合には、その必要性を、HPVの性感染予防の観点からではなく、病原体がもとになって起こる病気の予防という観点から説明する方が、実施可能性が高いと考えられる

色めがねは、どっち

▼ワクチン接種年齢が中学3年生以上の場合

わいきょく　　いんぺい

性感染予防の観点から説明することは不可能ではないが、
一般に性感染症患者に対する社会の差別偏見意識は根強く、今回のHPVワクチンに関する指導内容によっては子宮頸がん患者への差別偏見を生じる懸念も否めない

子宮頸がん患者に対する差別偏見が生じないように指導内容について患者団体等と十分な事前協議が必要

ワクチンビジネス業界は、「不都合な真実」を、出来る限り隠したいのです！

保護者にもファクトを隠そうとしているな！

自己決定権を、他人に握らせない！

性教育・性感染症教育は、見直しが必要だね。

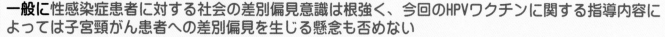
正しい自己決定をするために、差別偏見が生じない事実・真実の情報提供が必要

【性感染症ってどんな病気？】2019年3月に発行された東京都の32ページのリーフレット。冒頭に、「性行為で感染する病気」を総称して、性感染症（STI）といいます。STI（STD）とは、Sexually Transmitted Infections (Diseases) の略です、と明記。HPVも含まれている。早期発見・早期治療が大切、パートナーも検査をして、お互いに感染し合うことのないように、しっかり治療することが大切、と強調。

「性感染症ってどんな病気？」（P.1、7〜8）（東京都福祉保健局）
https://www.fukushihoken.metro.tokyo.lg.jp/iryo/koho/kansen.files/sti.pdf

【厚生労働大臣告示】2018年1月18日、改正「性感染症に関する特定感染症予防指針」が告示された。特定性感染症とは、性器クラミジア感染症、性器ヘルペスウイルス感染症、尖圭コンジローマ、梅毒、淋菌感染症の5つ。若年層に対しては、性感染症から自分の身を守るための正確な情報提供が重要と記述。数種類のがんの原因となり得るHPV感染症も特定性感染症とし、「正確な情報提供」を行うべき。

「性感染症に関する特定感染症予防指針」（2018.1.18厚労大臣告示）http://blog.livedoor.jp/hatatomokodoor/archives/55149566.html

⑤-4 検診受診率の飛躍的アップを実現するために

HPV感染症は性感染症。他の人に「感染させない」ことが重要

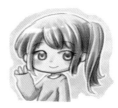

性感染症 最大の予防は 感染しない、感染させない

厚生労働省 性感染症予防啓発リーフレット
- ●あなたが感染すれば、大切なパートナーが感染します
- ●パートナーと一緒に検査・治療を受けましょう

https://www.mhlw.go.jp/stf/seisakunitsuite/bunya/kenkou_iryou/kenkou/kekkaku-kansenshou/seikansenshou/index.html

そのために、まずは、
性交渉開始以降、検体自己採取によるHPV検査を、定期的に行える環境整備をすすめよう！

タイピング解析
公益財団法人「性の健康医学財団」は HPV郵送検査 を提案！
理事長・東大名誉教授（泌尿器科）北村唯一医師 (2016.9講演)
「膣の擦過細胞を自己採取し、その検体を郵送する『HPV郵送検査』を提案します」

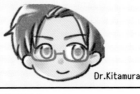
Dr.Kitamura

HPV郵送検査

https://www.jfshm.org/

公衆衛生上の観点から、感染の有無の確認は重要だし、自己採取で、検査のハードルを下げることは、合理性があるよね。

病院に、定期的に検診に行くことに、抵抗ありすぎ・・・

ワクチンビジネス業界は、本音は検診を推進したくないんだよな。だから、厚労省のリーフレットでも、ワクチンばかり強調してるんだ。怒！

私のセクシャルデビューは、まだまだ先のことだけど、そうなったら、自己採取の検診をやってみようかな！

講演時、北村医師は
（HPVワクチンを）
少なくとも我が孫娘には
絶対に打たせない

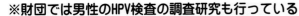

※財団では男性のHPV検査の調査研究も行っている

感染しない、感染させない

【厚労省 性感染症 mini 講座】厚労省 web site「性感染症」サイトに、「検査しないとおしおきよ！」リーフレット（HPV 感染症を性感染症と明記）とともに掲載。男子版には「もし性感染症をキミからうつされたら、女の子にとって、とてもかなしいこと」。女子版には「あなたが性感染症にかかっていたら、パートナーもかかっている可能性があります／思い切って話をする方が安心しますよ」。
厚労省 性感染症 mini 講座（若年層向け）男子版・女子版
（男子版）https://www.mhlw.go.jp/stf/seisakunitsuite/bunya/kenkou_iryou/kenkou/kekkaku-kansenshou/seikansenshou/dl/leaf01.pdf
（女子版）https://www.mhlw.go.jp/stf/seisakunitsuite/bunya/kenkou_iryou/kenkou/kekkaku-kansenshou/seikansenshou/dl/leaf02.pdf

【男性の HPV 検査】性の健康医学財団（北村唯一理事長）は、2012 年以来継続して男性の HPV 検出率の調査研究をしている。2012 年度調査では、433 名の泌尿器科受診男性のうち、68 例（15.7％）から HPV 検出。うち発がん性型は 30 例（6.9％）。うち 50 歳代が 6 例で最も多く、16・18 型は 2 例。20・30 歳代では 52 例検出、発がん性型では 52 型（10 例）が最も多かった。男性にも HPV 検査が重要だ。

「平成 24 年度事業報告書（P.7）」（性の健康医学財団）https://www.jfshm.org/doc/H24-1_jigyou.pdf

⑥-1 司令塔はWHO (世界保健機関)

厚生労働省は、ワクチンメーカーやWHOから、再三、圧力をかけられてるんだな・・・

自己決定権を、他人に握らせない!

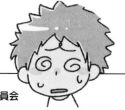

COVID-19

対応でWHOは、世界の信用を失なった

【WHO諮問委員会 GACVSの3つの声明】　※GACVS:ワクチンの安全性に関する世界諮問委員会

● 2013.6.13 (勧奨中止決定の直前)

WHO web siteの検索バーに「GACVS Safety update on HPV Vaccines Geneva, 13 June 2013」と入力してください

日本から報告されている慢性疼痛の症例は、現時点では、HPVワクチンを疑わしいとする理由はほとんどない

※HPVワクチン推進の「子宮頸がん征圧をめざす専門家会議」の日本語訳

● 2014.3.12

・HPVワクチンの有効性と安全性の比較考量では、有効性が優ると断言する

・不十分なエビデンスに基づくワクチンの危険性に関する主張は、真に有害なものとなり得る

厚労省 副反応検討部会 第10回資料
https://www.mhlw.go.jp/file/05-Shingikai-10601000-Daijinkanboukouseikagakuka-Kouseikagakuka/0000050384_1.pdf

● 2015.12.17

・日本の勧奨中止を批判

・ギランバレー症候群をのぞき、検討された全ての疾患で、接種者と未接種者との間で同様の頻度

厚労省 副反応検討部会 第19回資料 (フランス医薬品庁の研究データ)
https://www.mhlw.go.jp/file/05-Shingikai-10601000-Daijinkanboukouseikagakuka-Kouseikagakuka/0000125190.pdf

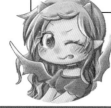

WHOは、HPVワクチンの

勧奨中止は「実害をもたらしうる」として、一貫して強く批判している

米国疾病予防管理センター
WHOとCDCは、COVID-19パンデミックで、当初、「マスク不要」と指導。その結果、欧米で大流行となり、世界からの信用を大きく失なった。

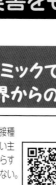

【WHO GACVS 2017年レポート】は、「HPVワクチンが極めて安全 /HPVワクチン接種者、非接種者の間で重篤な有害事象の出現割合に差異はみられなかった / ますます多くの国々で、事実でない主張がワクチン接種率に負のインパクトを及ぼしていることを懸念し続けており、これが実害をもたらす結果に到 (ママ) ることを懸念」と主張。。。新型コロナ対策で大失敗を重ねたWHOは全く信用できない。

【WHO、CDCの愚かなマスク不要論】2020年6月5日、WHOはそれまでの指針 (マスク着用は感染予防の根拠がない) を大幅に変更し、感染が拡がっている地域の公共の場でのマスク着用を推奨。CDC (米国疾病管理予防センター) の方針転換は4月3日。あり得ない大失策。日本国民はマスクの重要性を認識していたが、HPVワクチン推進派 (特に急先鋒の3人) は、WHO、CDCの受け売りなのか、マスク不要論を強調していた。

● WHO 2020.6.5 付 指針変更　「WHO」+「Director General」+「COVID-19」+「5 June 2020」で検索してください。
「WHO Director-General's opening remarks at the media briefing on COVID-19 - 5 June 2020」
● CDC 2020.4.3 マスク着用を推奨　「CDC」+「Considerations for Wearing Masks」で検索してください。
「Considerations for Wearing Masks」(update Aug.7,2020)

⑥-2 真の司令塔はビル・ゲイツかも？

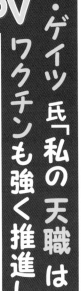

ビル・ゲイツ氏「私の 天職 はワクチン」ワクチンも強く推進している！

【WHOへの資金拠出 】(2019 Q4 / 予算総額56億ドル＝5936億円 / 1ドル＝106円)

第1位　米国 15.18％

第2位　ビル＆メリンダ・ゲイツ財団 12.12％ (2020 Q2は第1位)

第3位　GAVIアライアンス 8.18％ (ワクチンと予防接種のためのグローバル同盟)

(GAVI, the Vaccine Alliance/The Global Alliance for Vaccines and Immunizationより改称)

┗→ ビル＆メリンダ・ゲイツ財団などが設立、現在もB＆MGFが最大のドナー

(参照)「WHO」「contributor」で検索してください / GAVI「Funding」→GAVI「OUR ALLIANCE～About」のページ

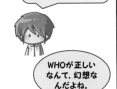

そもそも、WHOは公平公正な機関じゃないんだよね。ワクチン執行機関なんだよ。

WHOが正しいなんて、幻想なんだよね。

外務省HPより

ビル・ゲイツ氏は、
2010年TEDカンファレンス・「ゼロへのイノベーション」と題する講演の中で、
「私の天職であるワクチン・・・」と発言 (a vaccine, which is something I love)

さらに、講演の中で、CO_2排出量を ゼロ にするためにはまずは 人口 だと述べ、
「新ワクチンや保健医療、生殖関連で十分な成果をおさめれば、おそらく10％から15％抑えることができるかもしれません」と発言

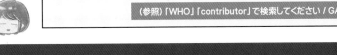

⇒ 「新ワクチンで人口抑制」とは、どういう意味なのか

ワクチンは健康なんがターゲットだから、めちゃめちゃ、儲かるんだね・・・

わたしたちが、お金儲けのターゲットってこと?!

ビル・ゲイツ氏の主導で、
WHOがワクチン至上主義になっているのではないか？

testing rather than vaccine
ビル・ゲイツさん、少なくとも、HPVワクチンは必要ありません。ワクチンより検査です!!
ビル・ゲイツさん、原子力ではなく、水素発電・電池3姉妹(太陽電池・燃料電池・蓄電池)・
CCUS(カーボンリサイクル)、緑化・植林です!

ようこそ水素社会へ!
(経済産業省web site)

⑥-3 CSIS（戦略国際問題研究所）とブッシュ元大統領

メルクがCSISと一体となり日本に圧力3連発！

Merck.Co：多国籍製薬メジャー
HPVワクチン「ガーダシル（4価）」「シルガード9（9価）」の製造販売元 MSD社は、Merck.Coの日本法人

CSIS（The Center for Strategic and International Studies）
日本の安保法制に大きな影響を与えたアーミテージ・ナイレポートのCSISが、
HPVワクチン勧奨再開を日本に要求！

CSIS が、2年連続の**特別レポート「日本におけるHPVワクチン接種状況」**を発表し、勧奨再開を繰り返し**勧告**

CSIS web siteで、キーワード「HPV」で検索してください

●2014年5月「問題と選択肢」
勧奨中止に対して、「噂による悪影響」とし、
「国民に対して明確かつ簡潔な判断を提供し、ワクチンの安全性に関する統計などの証拠で裏付けられたHPVワクチン
の積極的な推奨を再開し、他の国々でワクチンが問題なく導入され、ワクチン接種率が高いことを強調する必要がある。

アメリカの国家安全保障のシンクタンクcsisが、HPVワクチンを日本に売り込み。異常・・・恐！

●2015年4月「続く議論と世界的な影響」
引き続きワクチンの積極的勧奨の再開を提言したうえで、ワクチン中止で諸外国に深刻な波及効果が続
いているので、問題の解決には、「現政権の首脳陣による政治的リーダーシップが不可欠である」。

このレポートの前書きには、
「メルク社のおしみない支援により、作られました」と明記！

メルクは、なぜ、ここまでするの???

極めつけは、
●2016年5月18日 ブッシュ元米国大統領がHPVワクチン推進のためだけに来日！
前夜5/17 安倍総理（当時）と面談！
ブッシュ元大統領は、「女性＝健康」プロジェクト第3回シンポジウム「女性のための予防医療」/MSD主催
のためだけに来日！三原じゅん子参議院議員も参加！

外務省HPより

MSD株式会社 Facebookで、キーワード「ブッシュ」で検索してください

【新ワクチンは外資の独壇場】2013 年 4 月 1 日の改正予防接種法施行で、HPV ワクチン（GSK 社、MSD 社）、Hib 感染症ワクチン（サノフィ社）、小児用肺炎球菌ワクチン（ファイザー社）が、定期接種となって以降、続々と新ワクチンが定期接種化された（高齢者肺炎球菌、B 型肝炎ワクチン、ロタウイルスワクチン）。ビームゲン（B 型肝炎ワクチン）以外は、すべて外資・多国籍製薬メジャーばかりだ。日本の「人間の安全保障」の問題は、ないのか。

2013 年以降、外資・多国籍製薬メジャーワクチン定期接種化、独壇場！（はたともこブログ）
http://blog.livedoor.jp/hatatomokodoor/archives/55135611.html

【呆れる MSD 社の肺炎球菌ワクチン】ニューモバックス NP 承認時の審査。「本剤の有効性は十分明確に示されていないが、否定されるものではない / 本剤が肺炎球菌による感染症を予防する効果をどの程度有するのか明らかではない」。さらに、「（不十分な）資料の全面的な修正及び再提出を要求 / 再度資料の再修正を要求 / 審査に多大な支障」/（MSD 社の）社内監査体制が機能していなかった」（審査報告書）。MSD 社の評価は、非常に低い。

「MSD 社・肺炎球菌ワクチン「ニューモバックス NP」～トンデモ審議結果報告書について」（はたともこブログ）
http://blog.livedoor.jp/hatatomokodoor/archives/55119094.html

⑥-4 HPVワクチンに関する、アメリカの日本への圧力

● 2007年6月 日米規制改革及び競争政策イニシアティブ 第6回報告書〜年次改革要望書に初めて「ワクチン」登場

→厚労省の指導で国内臨床試験終了前に、同年9月サーバリックス・11月ガーダシルが承認申請

https://www.mofa.go.jp/mofaj/press/release/h19/6/1173845_806.html

● 2008年7月 日米規制改革及び競争政策イニシアティブ 第7回報告書〜ワクチン審査の改善と推進

→ 2009.9.29「サーバリックス」承認議決　2010.11.26公費助成開始

https://www.mofa.go.jp/mofaj/area/usa/keizai/7_houkoku_gai.html

● 2011年2月 日米経済調和対話 米国側関心事項「ワクチン」の項目には、
「2010年に採用されたHib、肺炎球菌、HPVワクチンについての措置を拡充する」

→ 2011.5.30「ガーダシル」承認議決

https://www.mofa.go.jp/mofaj/press/release/24/1/pdfs/0127_01_4.pdf

● 2011年7月26日 日米ワクチン政策意見交換会
「PhRMA米国研究製薬工業協会」が大きく関与

PhRMA web siteプレスルームの「プレスイベント」を参照してください
2014.06.26［プレスイベント］Vaccine Policy Exchange：米国のワクチン政策専門家を迎え記者説明会を開催

2014年6月18日には東京で記者説明会を実施し、
ブルース・ゲリン氏（米国保健社会福祉省保健次官補 兼 国家ワクチンプログラムオフィス所長）と、メリンダ・ウォートン氏（米国公衆衛生局大佐 CDC国立予防接種・呼吸器疾患センター所長）が、「子宮頸がんワクチン」推進を強く呼びかける

● 2012年1月 日米経済調和対話協議記録・概要「ワクチン」の項目には、
「日本国政府は予防接種制度の改正を進めているが、
厚生労働省は、Hib、肺炎球菌、HPVワクチンを定期接種の対象に含めることについて十分考慮しつつ、
2010年以降実施し、これら三つのワクチンへのアクセスを改善した緊急促進事業を踏まえ、対応

https://www.mofa.go.jp/mofaj/press/release/24/1/pdfs/0127_01_4.pdf

⇒ 2013年3月29日「改正予防接種法成立」
Hib、小児用肺炎球菌、HPVワクチン定期接種化

→ 2014年10月 高齢者肺炎球菌ワクチン定期接種化
2016年10月 B型肝炎ワクチン定期接種化
2020年10月 ロタウイルスワクチン定期接種化

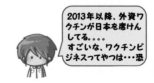

2013年以降、外資ワクチンが日本を席けんしてる。。。。
すごいな、ワクチンビジネスってやつは・・・恐

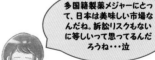

多国籍製薬メジャーにとって、日本は美味しい市場なんだね。訴訟リスクもないに等しいって思ってるんだろうね・・・泣

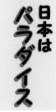

ワクチン・ビジネス 日本はパラダイス

【年次改革要望書】の正式名称は「日米規制改革及び競争政策イニシアティブ」。2007年6月の第6回報告書で米側の要望として初めて「ワクチン」登場。この時から2009年9月のサーバリックス承認までの2年間は、ほぼ舛添要一厚労大臣の任期(2007.8.27〜2009.9.16)。年次改革要望書は、民主党政権（鳩山内閣）で、いったん廃止されたが、次の菅（かん）内閣で日米経済調和対話として復活。外資ワクチンの進撃となった。
● 「日米外交交渉とワクチン・医薬品ビジネスについて」（はたともこブログ）
https://blog.goo.ne.jp/hatatomoko1966826/e/602d8f9140a2e956e29b91d7fe67e292
● アメリカの日本への圧力の歴史（はたともこブログ）http://blog.livedoor.jp/hatatomokodoor/archives/55135664.html

【HPV ワクチン男子にも】HPV ワクチンは、米国・カナダ・オーストラリアなどで男子にも接種されている。子宮頸がんから女性を守るという意味もあるが、咽頭がん、喉頭がん、陰茎がん、肛門がんなど、男性のがんの予防にもなるという。重篤な副反応被害を無視する議論。HPV 感染症は、いずれも性行為感染症なのだから、男性の HPV 検査、早期発見・早期治療、性教育・性感染症教育と啓発が重要！

⑦-1 偽りのファクトシート

HPVワクチン承認の根拠データは、いつわり・・・

ワクチン対象HPV16型・18型の感染割合をなぜ隠す？

 姑息だな ひどい・・・・

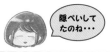 隠ぺいして たのね・・・

「ヒトパピローマウイルス(HPV)ワクチンに関するファクトシート」国立感染症研究所 2010年7月7日版
P.11
「HPV型別の頻度は、細胞診正常女性では上位からHPV52 (12.0%)、HPV51 (8.4%)、HPV35 (8.1%)」
としか書かれていない。（ワクチン対象のHPV16型・18型の頻度0.5・0.2％を隠した）　（琉球大学論文が根拠）

HPV16型・18型の
感染の割合を
隠している！

いまだに、2020年10月版の厚生労働省リーフレット（詳細版）でも、
「HPVワクチンは子宮けいがんをおこしやすいタイプであるHPV16型と18型の感染を防ぐ
ことができます。そのことにより、子宮けいがんの原因の50～70％を防ぎます」と記述
※HPV16型・18型の感染率0.5％・0.2％、合計0.7％を書いていない　　※概要版には「2種類のウイルス」と記述

「子宮頸がん」におけるHPV16型・18型の感染割合にすりかえ

ファクトシートが隠していた不都合な真実！
HPVワクチン疑義・疑惑の出発点

Mr.Yajima

 直前のレクでも隠していた数字を、質疑本番では、答弁したんだよ。

2013年3月28日 はたともこ（参議院議員/当時）の質問に対して
矢島健康局長は、ファクトシートでは隠した数字、HPV16型・18型の
感染割合が 0.5％・0.2％ であると明かす！

 厚労省も、やるときゃ、やるのよね。

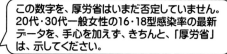 この数字を、厚労省はいまだ否定していません。20代・30代一般女性の16・18型感染率の最新データを、手心を加えず、きちんと、「厚労省」は、示してください。

HPV16型・18型の感染割合が 0.5％・0.2％ であることを隠す 偽りのファクトシートとなった

【厚労省は基本データの調査・公表を！】HPV ワクチンが対象とする HPV16 型・18 型の感染割合は、私に対する国会答弁では合計 0.7％ だったが、自治医大の今野良教授のサーバリックス臨床試験データでは、日本人女性 20-25 歳の約 10％ が HPV16 型または 18 型に感染。約 16 倍の開きがある。HPV ワクチン問題の最も基本のデータなので、厚労省は速やかに調査・集計して公表すべきです。

【子宮頸がん予防ワクチン】という名称は、厚労省は現在も使用しているが、不正確で、まやかし名称だ。HPV 感染症（性感染症）予防のための HPV ワクチンという名称が正確だ。厚労省リーフレットでは、2014 年 7 月版までは「子宮頸がん予防ワクチン」、2018 年 1 月版からは「HPV ワクチン」。副反応報告では、2015 年 9 月までは「子宮頸がん予防ワクチン」、2016 年 5 月からは「HPV ワクチン」を使用している。

「子宮頸がん征圧をめざす専門家会議」web site →「子宮頸がん予防ワクチン Q&A」の Q.4 →参考図 7

●厚労省 2014 年 7 月版リーフレット https://www.mhlw.go.jp/bunya/kenkou/kekkaku-kansenshou28/pdf/tsuuchi_h26_07_16_1a.pdf
●厚労省 2018 年 1 月版リーフレット https://www.mhlw.go.jp/bunya/kenkou/kekkaku-kansenshou28/dl/yobou180118-1.pdf

⑦-2 偽りの「異議なし・全会一致」承認議決

HPVワクチン「サーバリックス/GSK」承認の答申を決めた
2009年9月29日 厚生労働省 薬事・食品衛生審議会 薬事分科会
https://www.mhlw.go.jp/content/shingi__2009__09__txt__s0929-7.txt

サーバリックスの製造販売承認について
望月正隆 分科会長（東京理科大学教授/当時）
http://www.hatatomoko.org/20130414174635.pdf

議事録

抜粋

サーバリックス承認は異論 続出するも 強引に 異議なし 議決

inJustice

「異議はないと認めさせていただきます。
御異議なしでありますので、薬事・食品衛生審議会 規程 第3条第1項の規定に基づき、
当分科会の議決をもって審議会の議決とし、厚生労働大臣に答申することといたします。」

実際には多くの異議・意見があった！

様々な異論を排除して、強引に議決したんだな！怒！

無責任なしきりだったんだね・・・怒！

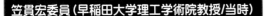   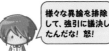 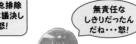

異議　　意見　　異議

笠貫宏委員（早稲田大学理工学術院教授/当時）

● これは非常に大変な臨床試験になりますので、市販した後も厳しく申請者には確認していただきたい。

● 予防医学として新たな薬剤を認可するときの根本的な姿勢が問われている。
HPV16、HPV18にどれぐらい感染して、どれぐらいの人たちが子宮頸がんになるのかということについて、ある程度数字がないと、有効性をどの程度評価するかということは難しい。

赤堀文昭委員（昭和大学客員教授/当時）

● 委員の先生方の質問に対しての事務局からの回答が明確でなくて、これから検討するということが非常に多い。

それが示されない限り、この時点で承認というのは非常に難しいという意見もごもっとも。

一番大事なところがあやふやな状態で承認できないというのも、ごもっともな意見。

神山美智子委員（弁護士）

● 10歳から15歳のような子供に3回投与して、長期の有効性がわからない、そんなことでわざわざ投与する必要があるのでしょうか。

● 10歳から子宮頸がん予防ワクチンを接種するということに非常に違和感を感じる。

● 私はこの申請はまだ時期尚早だと思います。

● 全会一致でなければいけないのですか。

【その後、議論すらなくなった・・・】サーバリックス承認時（2009.9）の薬事分科会議事録は貴重な資料だが、その後のガーダシルやシルガード9承認時、医薬品第二部会では一応議論しているが、薬事分科会では議論すらされていない（副作用等で慎重な審議が必要なもの等を除き2011.3.25以降、分科会での審議不要）。第二部会では産婦人科医等のワクチンビジネスの当事者の議論ばかりが目立つ。

● 2011.5.30 厚労省 薬事・食品衛生審議会 医薬品第二部会 議事録（ガーダシル抜粋 / はたともこブログ）
● blog.livedoor.jp/hatatomokodoor/archives/55138575.html
● 2020.4.22 厚労省 薬事・食品衛生審議会 医薬品第二部会 web 会議議事録 https://www.mhlw.go.jp/stf/newpage_12438.html

【ワクチンの有効性】ファイザー社の新型コロナウイルスワクチンの「有効性95%」は数字のトリック。感染歴のない36,523名中、発症例は、プラセボ群162例、ワクチン群8例。ワクチン接種により154人が発症しなかったので、154 ÷ 162 × 100 = 95%という計算。しかし、ワクチン接種者からみた有効可能性は、154 ÷（36,523 ÷ 2）× 100 = 0.84%に過ぎず、有効性は高くない。ワクチンより検査です。

Pfizer 社コロナワクチン有効性の真実（はたともこブログ）
http://blog.livedoor.jp/hatatomokodoor/archives/55326733.html

⑦-3 偽りのリーフレット（2020年10月版）その1
これらのファクトは、リーフレットに記載されていません

厚労省リーフレット（2020年10月版）
https://www.mhlw.go.jp/bunya/kenkou/kekkaku-kansenshou28/index.html

不都合な真実をリーフレットに記載せず

◆他のワクチンより危険性が高いこと（重篤な副反応疑いの発生頻度が高い）　参照：Chapter3③-1

◆学習障害・計算力障害・記憶障害を含む多様な副反応疑い症状 ← 厚労省「HPVワクチン副反応疑い報告状況」にも明記

◆2019年12月現在、45人が障害認定を受けている　参照：Chapter3③-2

副反応検討部会資料　サーバリックス　　　ガーダシル
https://www.mhlw.go.jp/content/10601000/000709466.pdf　https://www.mhlw.go.jp/content/10601000/000709467.pdf

◆日本人一般女性のワクチン対象HPV16型・18型の感染率は0.7％（2013.3.28、2013.5.20国会答弁）
　※20〜25歳では10％（サーバリックス臨床試験）という数字も。

◆感染しても90％は自然排出（2013.3.28、2013.5.20国会答弁）

（2013.3.28参厚労委員会 動画10分）
https://www.youtube.com/watch?v=yUZEm5JRvjM

◆持続感染してCIN1（軽度異形成）になっても90％は自然治癒（2013.3.28、2013.5.20国会答弁）

（2013.5.20参決算委員会動画15分）
https://www.youtube.com/watch?v=qdzQxe7e9IM

◆感染してもがんになるのは約0.15％（GSK WebSite）　「GSK」+「子宮頸がん」で検索→すべての女性のための子宮頸がん情報サイト→「子宮頸がんの原因はウイルス」→HPVとは
　HPV16型・18型が子宮頸がんの50〜70％とすると約0.1％

◆子宮頸がん年間罹患率は10万人に16.9人（0.0169％）（国立がん研究センター統計2017）
　※HPV16型・18型が子宮頸がんの50〜70％とすると10万人に約10人（0.01％）

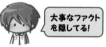 大事なファクトを隠してる！

https://ganjoho.jp/reg_stat/statistics/dl/index.html#incidence4pref

⇒ HPVワクチンを接種しなくても、99.99％は、HPV16型・18型の子宮頸がんにならない

◆CIN3（高度異形成・上皮内がん）の段階で適切な治療が行われた場合は、治癒率はおおむね100％（2013.3.28、2013.5.20国会答弁）

 性感染症であり、定期併用検診で、がんを予防できることも隠ぺい。

◆細胞診で罹患率・死亡率は80％減少（ファクトシート追加編P.16）

◆「HPV検査と細胞診」の定期併用検診で子宮頸がんは予防できる　参照：Chapter3④-3

◆HPV感染症は性感染症　参照：Chapter3⑤

ファクトシート追加編
https://www.mhlw.go.jp/stf/shingi/2r98520000014wdd-att/2r98520000016rqg.pdf

ワクチン評価に関する小委員会
https://www.mhlw.go.jp/stf/shingi/2r98520000014wdd.html

【全国疫学調査〈祖父江班〉】2016年12月26日 第23回 副反応検討部会で、祖父江友孝 大阪大学大学院教授から調査結果が報告され、私も傍聴した。結論は「接種歴のない者にも「多様な症状を呈する者」が一定数存在した」「本調査によって、HPVワクチン接種と接種後に生じた症状との因果関係は言及できない」という、何の意味もないもので、桃井眞里子部会長も呆れているように、私には見えた。
●「全国疫学調査〈祖父江班〉に異議あり」（はたともこブログ）
https://blog.goo.ne.jp/hatatomoko1966826/e/eef6faeee0c8bb0a4346c81949815fad
●全国疫学調査〈祖父江班〉（第23回 副反応検討部会提出資料）
https://www.mhlw.go.jp/file/05-Shingikai-10601000-Daijinkanboukouseikagakuka-Kouseikagakuka/0000147016.pdf

【名古屋スタディ】主導した鈴木貞夫名古屋市立大学教授の説明（2019年6月 時事メディカルインタビュー）。「2015年4月、名古屋市から調査の依頼が来た。分析疫学の調査との条件を出した。接種した人だけを、あるいは症状のある人だけを調査対象とするのが記述疫学。接種、症状の有無にかかわらず全員を調査して比較するのが分析疫学。分析疫学を行う必要があった。名古屋市は記述疫学で接種者全員調査をやり直すべきだ。
●「名古屋スタディの真実」（はたともこブログ）http://blog.livedoor.jp/hatatomokodoor/archives/55149554.html
●名古屋市 web site「名古屋スタディ」https://www.city.nagoya.jp/kenkofukushi/page/0000088972.html
●「子宮頸がんと副反応、埋もれた調査「名古屋スタディ」監修教授に聞く」「時事メディカル」→「鈴木貞夫」で検索してください。

⑦-4 偽りのリーフレット（2020年10月版）その2
2020年10月版は「改ざん」リーフレット

●2020年9月25日 第49回 副反応検討部会で、議論は中途半端なまま、新リーフレットの内容は、部会長一任となった。
2018年1月版リーフレットの偽り（前ページ/12項目の重要なファクトが記載されていない）が、全く改善されない上に、
重大な「改ざん」が改訂版リーフレットで行われた。

◆「予防法②検診で早期発見」（2018年1月版）を**削除**

→「子宮頸がん検診でがんを早く見つけて治療」と改ざん

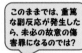

前がん病変を発見、経過観察、適切な治療で子宮頸がんを予防するという、検診の最重要目的を消した！　怒！

◆「HPVワクチンは、積極的におすすめすることを一時的にやめています」（2018年1月版）を**削除**

→「希望される方に接種していただけるよう、おすすめするお知らせをお送りするのではなく、
みなさまに情報をお届けするものです」と、「積極的勧奨を中止」している事実を隠ぺい

このままでは、重篤な副反応が発生したら、未必の故意の傷害罪になるのでは？

ファクトを、ちゃんと伝えて下さい！

「情報提供」と言っているが、対象者に個別送付すれば「積極的勧奨」と変わらない。
重篤副反応疑い発生率が 断トツ高い HPVワクチンを「勧奨」してはいけません。

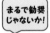

まるで勧奨じゃないか！

Mujunだね

新リーフレットを、自治体に、情報提供として、対象者へ個別送付させることは、
2013年6月14日 積極的勧奨中止「勧告」で、自治体に個別通知を求めるものではない
と書いたことと完全矛盾するので、なんと勧告文を修正！ 自らの勧告を否定する措置！

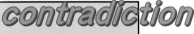
contradiction

田村大臣・正林健康局長 恥ずかしくないですか？

【田村大臣・正林局長】2020年8月11日、HPVワクチン積極的勧奨中止決定の担当課長（結核感染症課長／当時）だった正林督章氏が担当局長の健康局長に就任。勧奨中止を決定した厚労大臣、田村憲久氏が、9月16日、再び厚労大臣に就任。田村大臣は、2014年7月4日の記者会見で「（積極的勧奨を）仮にしたとしても、国民的に理解を得られない中でしたとすれば、それは何ら意味がない」と明言。2020年10月、事実上の勧奨再開で、国民の理解は、得られるのか。

「HPVワクチン 厚労省はいつ積極的勧奨を再開するのですか？」（2019.7.26/Buzz Feed）
記事タイトルで検索してください（または「Buzz Feed」＋「正林」で検索）

【未必の故意の傷害罪？】2020年10月2日、厚労省の正林健康局長は、HPVワクチンの「真実隠ぺい・改ざん」リーフレットを、「積極的勧奨となるような内容を含まないよう」対象者に個別送付せよ、と地方自治体の長に指示する通知を発出。個別送付＝積極的勧奨でしょ！重篤な副反応被害が出るのを承知の上で個別送付するのは、未必の故意の傷害罪になるのでは？個別送付は撤回すべきです。
●新リーフ個別送付は、未必の故意の傷害罪になるのでは？
http://blog.livedoor.jp/hatatomokodoor/archives/55139148.html
● 2020.10.9 HPVワクチンに関するリーフレットを改訂しました（厚労省）https://www.mhlw.go.jp/stf/houdou/newpage_13984.html

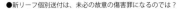

①シルガード9 承認（2020年7月21日）　※ガーダシルの製造販売元 MSD社による承認申請は2015年7月3日

アジュバント2倍以上　有効成分も増強

海外名称「ガーダシル9」。日本では「シルガード9」と名称変更。なぜ？

HPVワクチン シルガード9（9価）のアジュバント（免疫増強剤）は、ガーダシル（4価）の2倍以上

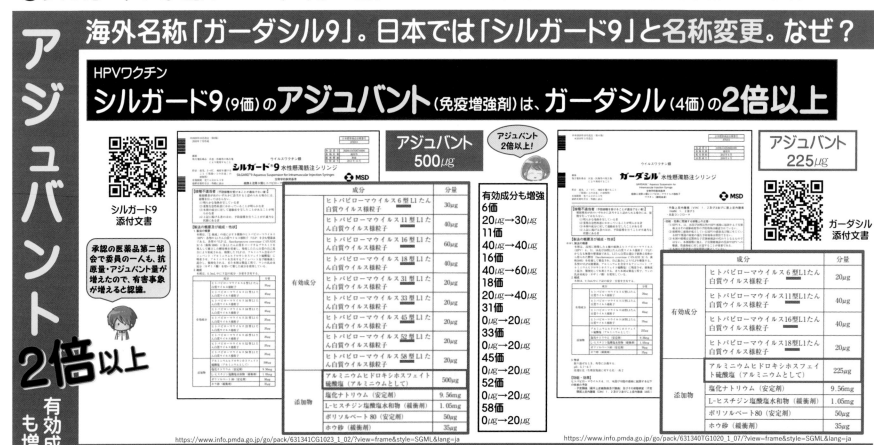

アジュバント 500μg

アジュバント 2倍以上！

シルガード9 添付文書

ガーダシル 添付文書

アジュバント 225μg

承認の医薬品第二部会で委員の一人も、抗原量・アジュバント量が増えたので、有害事象が増えると認識。

有効成分も増強
6価 20μg→30μg
11価 40μg→40μg
16価 40μg→60μg
18価 20μg→40μg
31価 0μg→20μg
33価 0μg→20μg
45価 0μg→20μg
52価 0μg→20μg
58価 0μg→20μg

https://www.info.pmda.go.jp/go/pack/631341CG1023_1_02/?view=frame&style=SGML&lang=ja

https://www.info.pmda.go.jp/go/pack/631340TG1020_1_07/?view=frame&style=SGML&lang=ja

リスクも2倍以上になる可能性→MSD社、PMDA、厚生労働省には説明責任がある！

【有害事象は増える】シルガード9承認の医薬品第二部会 議事録。長島公之委員（日本医師会常任理事）の発言。「有害事象の発現状況を見ると、本ワクチン（S9）が抗原量及びアジュバント量が多いためか、注射部位疼痛が表28を見ると本剤が4.3、ガーダシルが2.6と疼痛の発現が多い」。承認した委員も抗原量・アジュバント量が増えた（2倍以上）ので、有害事象が増えると認識している。こんな状態で定期接種にできるのか。

2020年4月22日医薬品第二部会 議事録・長島委員発言 http://blog.livedoor.jp/hatatomokodoor/archives/55152285.html

【はたともこパブリックコメント】2020.6.21、シルガード9（S9）承認前提の手続に対して意見提出した。要点は、1. 勧奨中止期間と訴訟継続期間はS9を承認すべきではない 2. 新型コロナパンデミックのどさくさ紛れに名称変更という姑息な手段はゆるされない 3. 情報公開と公開討論が決定的に不足 4. ガーダシルの副反応被害の発生頻度は3.7倍に増加 5. 被害者救済が非常に不十分。みなさん、ぜひ読んでみてください。

2020.6.21 はたともこパブコメ https://blog.goo.ne.jp/hatatomoko1966826/e/c706d0220bfe51335228094eb4ec68ac

② シルガード9 定期接種の是非 検討開始

●2020年8月18日 第16回
厚生科学審議会 予防接種ワクチン分科会
予防接種基本方針部会
ワクチン評価に関する小委員会で検討開始
https://www.mhlw.go.jp/stf/shingi2/0000203023_00007.html

●同時に、
シルガード9についてのファクトシートの作成を、
国立感染症研究所に依頼することを決定。6ケ月をメドに作成。

閣議決定文書にある、
HPVワクチン(サーバリックス、ガーダシル)の
「副反応の発生頻度がより明らかになり、国民に適
切な情報提供ができる」状況に、まだなっていない
のに、アジュバントがガーダシルの2倍以上、有効
成分も増強されたシルガード9を、このまま定期接
種にできるのか。

できるはずない!

自己決定権を、
他人に握らせるな!

自己決定権を
他人に握らせ
ない!!

上から目線で
押しつけないで下さい!

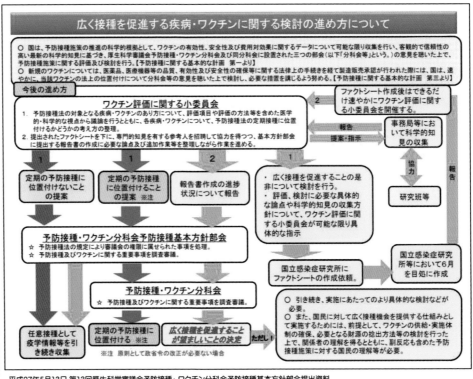

広く接種を促進する疾病・ワクチンに関する検討の進め方について

○ 国は、予防接種施策の推進の科学的根拠として、ワクチンの有効性、安全性及び費用対効果に関するデータについて可能な限り収集を行い、客観的で信頼性の高い最新の科学的知見に基づき、厚生科学審議会予防接種・ワクチン分科会及び同分科会に設置された三つの部会(以下「分科会等」という。)の意見を聴いた上で、予防接種施策に関する評価及び検討を行う。【予防接種に関する基本的な計画 第一より】
○ 新規のワクチンについては、医薬品、医療機器等の品質、有効性及び安全性の確保等に関する法律上の手続きを経て製造販売承認が行われた際には、速やかに、当該ワクチンの法上の位置付けについて分科会等の意見を聴いた上で検討し、必要な措置を講じるよう努める。【予防接種に関する基本的な計画 第三より】

今後の進め方

ワクチン評価に関する小委員会
1. 予防接種法の対象となる疾病・ワクチンのあり方について、評価項目や評価の方法等を含めた医学的・科学的な視点から議論を行うとともに、各疾病・ワクチンについて、予防接種法の定期接種に位置付けるかどうかの考え方の整理。
2. 提出されたファクトシートを下に、専門的知見を有する参考人を招聘して協力を得つつ、基本方針部会に提出する報告書の作成に必要な論点及び追加作業等を整理しながら作業を進める。

定期の予防接種に
位置付けないこと
の提案

定期の予防接種
に位置付けること
の提案 ※注

報告書作成の進捗
状況について報告

・広く接種を促進することの是
非について検討を行う。
・評価、検討に必要な具体的
な論点や科学的知見の収集方
針について、ワクチン評価に関
する小委員会が可能な限り具
体的な指示

ファクトシート作成後はできるだ
け速やかにワクチン評価に関す
る小委員会を開催する。

報告
提案・指示

事務局等にお
いて科学的知
見の収集

協力

研究班等

報告

予防接種・ワクチン分科会予防接種基本方針部会
☆ 予防接種法の規定により審議会の権限に属せられた事項を処理。
☆ 予防接種及びワクチンに関する重要事項を調査審議。

予防接種・ワクチン分科会
☆ 予防接種及びワクチンに関する重要事項を調査審議。

国立感染症研究所に
ファクトシートの作成依頼。

国立感染症研究
所等において6月
を目処に作成

任意接種として
疫学情報等を引
き続き収集

定期の予防接種に
位置付ける ※注

広く接種を促進すること
が望ましいことの決定
ただし、
※注 原則として政省令の改正が必要ない場合

○ 引き続き、実施にあたってのより具体的な検討などが
必要。
○ また、国民に対して広く接種機会を提供する仕組みとし
て実施するためには、前提として、ワクチンの供給・実施体
制の確保、必要となる財源の捻出方法等の検討を行った
上で、関係者の理解を得るとともに、副反応も含めた予防
接種施策に対する国民の理解等が必要。

平成27年5月13日 第13回厚生科学審議会予防接種・ワクチン分科会予防接種基本方針部会提出資料
https://www.mhlw.go.jp/file/05-Shingikai-10601000-Daijinkanboukouseikagakuka-Kouseikagakuka/0000085219.pdf

HPVワクチンは
本人の自己決定権を尊重し「任意接種」とすべきです
まずは、HPV感染症が性感染症であることを周知徹底してください!

【スウェーデンの研究】2020年10月6日、「子宮頸がんワクチンで予防、実証 / スウェーデンのチーム /17歳未満接種でリスク低下9割」の毎日新聞記事。これに対して、私は即座に反論。「不十分な研究。1. ワクチン接種群でも子宮頸がん発症。ワクチン対象のHPV16型・18型で比較しないとワクチン予防効果は評価できない 2. 検診の予防効果なのかワクチンの予防効果なのか不明(スウェーデンは検診受診率が82%と非常に高い)。」

はたともこ tweet(スウェーデンの研究について)https://twitter.com/hatatomoko/status/1313786322494971905

【大阪大学の研究】2020年10月22日、「勧奨中止で死亡4000人増か 子宮頸がん予防ワクチン」という見出しの阪大チームの研究についての日経新聞記事。これに対して、私は即座に反論。「検診を完全無視。定期併用検診で子宮頸がんの罹患・死亡はゼロにできる。産婦人科医なら、非接種女性を脅迫するのではなく、HPV検査を含む検診を勧めるべきだ。ワクチンだけを勧めるのは、ただのワクチンビジネスだ」。

はたともこ tweet(阪大チームの研究について)https://twitter.com/hatatomoko/status/1319929676039548928

45

③ HPVワクチン 男子にも接種させるのか？！

（2020年12月4日）

厚労省 薬事・食品衛生審議会　　　　　米メルク日本法人

医薬品第二部会が、MSD社4価 HPVワクチン「ガーダシル」の男子への適応承認を了承

※厚労省は、12月4日の医薬品第二部会を非公開とし、資料も一切公表せず

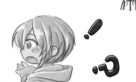

なぜ非公表？おかしいでしょ！

HPVワクチン、押し付けないでくれ！パートナーと一緒にHPV検査をして、まん延防止につとめるよ。

MSD社と厚労省・PMDAは、日本の男子にも定期接種させるつもり

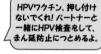

HPV ワクチン 男子にも打て！

2020年4月22日 厚生労働省 薬事・食品衛生審議会 医薬品第二部会 議事録より

http://blog.livedoor.jp/hatatomokodoor/archives/55224860.html

PMDAの発言
「まず当面、申請者ですけれども、ガーダシル側につきまして男性の適応の開発を現在行っております。したがいまして、少なくとも当面の間、男性の適応についてはガーダシル、そして女性についてはシルガード9を使う計画ではないかと推定されます。将来的に全て置き換わるかどうかについては、現状では情報を持ち合わせてございません。」

加藤聖子参考人（九州大学大学院教授）の発言
「一番大事なのは男性も打つことではないかと思っております。それで将来的には、ちょっと男性が何でガーダシルになるかはよく分からないですけど、この9価ワクチンも男女ともに打つというようなことを目指すのが一番いいのではないかなと思っております。」

まるでMSD社の代理人のようだ・・・

●HPVワクチンを男子にも接種させる有効性と必要性、そして、安全性の根拠・データを、早急に公表すべきです。

参照：本書P.35　はみだし情報（右）

●男性のHPV検査については、「性の健康医学財団」が調査研究しています。

海外では、男子の副反応被害の報告もあるのに、、、、ワクチンビジネスってやつは・・・

【男子にもHPVワクチン】MSD社「ガーダシル」承認申請。日本産科婦人科学会は、2020年7月の「子宮頸がんとHPVワクチンに関する最新の知識と正しい理解のために」の中で、男子への接種を「中咽頭がん・陰茎がん・肛門がんなど男性のHPV関連がんの要望と集団免疫の強化のため」（ママ）と記載。自民党のワクチン議連の7月の厚労大臣への8項目の要望書の中にも、男性への接種と定期接種化への検討、が含まれている。MSD社の計画は着々と進行している。

2020.7.21日本産科婦人科学会「子宮頸がんとHPVワクチンに関する最新の知識と正しい理解のために」2 HPVワクチン6）（はたともこブログ）
http://blog.livedoor.jp/hatatomokodoor/archives/55218899.html

【PMDAは「多様な症状」のリスクを認めない】シルガード9承認を審議した医薬品第二部会の議事録。新しいもの（シルガード9）も既承認のものも「多様な症状」はどれも因果関係がないということか、との委員の質問に対して、PMDAは「そのとおりです。機構は、HPVワクチンが『多様な症状』のリスクを増大させるエビデンスは認められないと評価しております」と断言。PMDAはHPVワクチン接種による374件の健康被害を認定しているのに、どうなっているのか。

シルガード9承認を審議した2020.4.22医薬品第二部会議事録（はたともこブログ）
http://blog.livedoor.jp/hatatomokodoor/archives/55218932.html

④ ガーダシル（4価HPVワクチン）男性への適応拡大を承認！

2020年12月25日 厚生労働大臣が製造販売承認（適応拡大）

● 効能・効果に追加
「肛門がんとその前駆病変」

● 対象拡大
9歳以上の男性も対象

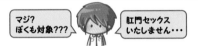
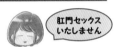

マジ？ぼくも対象???
肛門セックスいたしません・・・
肛門セックスいたしません

【肛門がん】
肛門セックスによるHPV感染
が主原因の希少がん

10万人あたり1人に発生する稀な癌
審査報告書P.3

PMDA医薬品情報
【ガーダシル】
2020年12月改訂
効能変更・用法変更

添付文書・審査報告書・インタビューフォーム　　リスク管理計画書 https://www.pmda.go.jp/RMP/www/170050/67df6207-0aee-4c07-91c8-5096f1978dea/170050_631340TG1020_001RMP.pdf

組換え沈降4価ヒトパピローマ
ガーダシル
GARDASIL "Aqueous Suspension"

4. 効能又は効果
ヒトパピローマウイルス6、11、16及び18型の感染に起因する
以下の疾患の予防
*○ 子宮頸癌（扁平上皮癌及び腺癌）及びその前駆病変（子宮頸部上皮内腫瘍（CIN）1、2及び3並びに上皮内腺癌（AIS））
○ 外陰上皮内腫瘍（VIN）1、2及び3並びに腟上皮内腫瘍（VaIN）1、2及び3
*○ 肛門癌（扁平上皮癌）及びその前駆病変（肛門上皮内腫瘍（AIN）1、2及び3）
○ 尖圭コンジローマ

6. 用法及び用量
*9歳以上の者に、1回0.5mLを合計3回、筋肉内に注射する。通常、2回目は初回接種の2ヵ月後、3回目は6ヵ月後に同様の用法で接種する。

PMDA「審査報告書」でも副反応を懸念
『多様な症状』を本剤の重要な不足情報として設定
（審査報告書P.29）

「本剤を含むHPVワクチンの接種後に いわゆる『多様な症状』を発現した症例が日本人女性において報告されていることから、日本人男性においても本剤接種と時間的に関連した『多様な症状』が報告される可能性があると考える・・・

ワクチンビジネス 全開！

【ワクチンの有効性・必要性とは・・・】ワクチンの有効性は、臨床試験において、（非接種群発症例－接種群発症例）÷非接種群発症例×100で計算される。この有効性の数字は、疾病の発症率とは無関係に計算され、殆どの人が発症しない疾病でも、「ワクチン有効性が高い」ので、全員にワクチン接種という議論になりやすい。肛門がんの発症率は、10万人に1人（0.001%。99.999%は肛門がんにならない）。肛門セックスをしない人に、肛門がん予防のためのHPVワクチンは全く必要ない。
Pfizer 社 コロナワクチン有効性の真実（はたともこブログ）http://blog.livedoor.jp/hatatomokodoor/archives/55326733.html

【承認条件】ガーダシルの肛門がん及び男性への適応拡大の承認について、厚労省は、「医薬品リスク管理計画を策定の上、適切に実施すること」を承認条件とした。MSD 社は、ガーダシルを接種された男性を対象とした使用成績調査（登録期間2.5年）を実施する計画。期間内に本剤の接種が確認できた可能な限りすべての男性を登録する計画（2.5年間で300例の見込み）。HPVワクチンを接種された日本人女性 約347万人の全員調査も実施すべきだ。
● ガーダシル審査報告書（2020年11月18日 P.2、P.29）
https://www.pmda.go.jp/drugs/2020/P20201224002/170050000_22300AMX00601_A100_1.pdf
● ガーダシルリスク管理計画書
https://www.pmda.go.jp/RMP/www/170050/67df6207-0aee-4c07-91c8-5096f1978dea/170050_631340TG1020_001RMP.pdf

⑤ HPVワクチン 男子にも定期接種させるのか？！

「肛門がん」予防のために、少年男子全員に定期接種させるのか？！

肛門がん の主原因は 肛門セックス によるHPV感染

2020年7月21日
自民党「HPVワクチンの積極的勧奨再開を目指す議員連盟」が厚労大臣に要望書提出（8項目）
そのなかに
「男性への接種と定期接種化への検討」と明記

肛門がんは、肛門セックスによるHPV感染が主要因
なのだから
肛門セックスをする人の自己決定による任意接種とすべきです。

しないから、肛門セックス
定期接種？意味わからん！

● 「肛門がんとその前駆病変」は、明らかに、肛門セックスによる性感染症なのだから、口腔（オーラル）セックスによる中咽頭がんなども含めて、HPVワクチン接種の自己決定の前提として、性教育・性感染症教育が必要不可欠です。

● ガーダシルは、重篤な副反応発生頻度が、勧奨中止時（2013年6月）の3.6倍超となっており（本書P.22参照）、女子への勧奨再開・男子定期接種化など、できるはずがありません！！

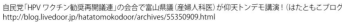

【自民党 勧奨再開議連】富山県議（女性／産婦人科医／富山県医師会常任理事／日本産婦人科医会常務理事）がHPVワクチン超推進の講演。その中で、旧優生保護法の問題で、あの時代は誰もが大事なことだと思って進めていたが、時代が変わり、国民みんなでこの問題を考えるようになった、と、ビックリ仰天のトンデモ発言。障碍者に不妊手術を強制した、史上最悪の差別偏見・人権侵害「優生保護法」を議員立法で成立させたのは、谷口弥三郎参議院議員（産婦人科医／元日本医師会長／日本産婦人科医会創設者 初代会長）。産婦人科医が張本人だったのだ。

自民党「HPVワクチン勧奨再開議連」の会合で富山県議（産婦人科医）が仰天トンデモ講演！（はたともこブログ）
http://blog.livedoor.jp/hatatomokodoor/archives/55350909.html

【優生保護法】らい予防法とともに、史上最悪の差別偏見・人権侵害法。科学的根拠がないのに、産婦人科医等の医師の主導の議員立法で成立（全会一致）。中心人物である谷口弥三郎参議院議員（日本産婦人科医会創設者・初代会長／日本医師会元会長）は、国会質問で、「素質の悪い者はどんどん優生手術をして、今後そういう不良分子の出生を防止する／（生活能力のない者）（経済的無資格者）そういう者も一つ時々総狩りをいたしまして／そういう者の人工妊娠中絶をして、そういう出生を防止する」と発言。議事録は、何十年経っても、残っている。

「日本産婦人科医会の真実」（はたともこブログ）谷口弥三郎参議院議員の発言（1948.11.11 参議院厚生委員会）等
http://blog.livedoor.jp/hatatomokodoor/archives/55350899.html

⑥ そもそもHPVワクチンは感染予防ワクチンなのか

ワクチン効果

感染予防

> 「発症しない感染者が多数存在する新型コロナでは、実証はほぼ不可能と考えられる。」

⬇

HPVに感染しても、発症しない感染者が大多数

⇒ HPVワクチンの感染予防効果について、「実証は、ほぼ不可能なのではないか」。

● HPVは、感染しても90%自然排出
● 持続感染して軽度異形成になっても90%自然治癒
● CIN3（高度異形成・上皮内がん）から浸潤がんへの進展は
　▼5年間で13.0%
　▼10年間で20.0%
　▼30年間で31.3%
　（国立がん研究センター
　子宮頸がん検診エビデンスレポート 2019年版 P.162）

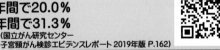
厚労省リーフレットには、HPVワクチンは「HPVの感染を防ぐ」「感染を予防する」と明記されているが、それは実証されているのか。HPVワクチン添付文書には明記されていない。

ワクチンの効果について

感染予防	発症予防	重症化予防
接種した人が感染しない	発症者が減少	重症患者が減少（死亡・入院等）
○感染予防効果は実証しにくく、臨床試験で確認することは稀。 ○発症しない感染者が多数存在する新型コロナでは、実証はほぼ不可能と考えられる。	○接種者と非接種者を比較する臨床試験等で、両群の発症者の数を比較することで、効果を測定できる。	○接種者と非接種者を比較する臨床試験等で、両群の重症者の数を比較することで、効果を測定できる。

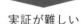

実証が難しい　　　　　臨床試験（治験）等で評価を行うことができる

集団免疫効果
接種していない人にも波及する予防効果

大規模な接種後まで分からない

○ 集団免疫効果は、「接種した人が増えると、接種していない人でも発症者が減少する」ことで実証される。
○ 集団免疫効果がみられるのは、
　・ワクチン自体に感染/発症予防効果がある。
　・接種率が（基本再生産数に応じた閾値より）高い
　・ヒトーヒト感染する感染症である。
等の条件が満たされたとき
○ 実際に接種者が増えた後、集団免疫効果が判明すれば、ワクチンにより感染させない効果があったことが明らかになる。

例：インフルエンザワクチンでは、一定の発症予防効果（研究により20から60%）や、重症化を予防する効果が示されているが、集団免疫効果はこれまで実証されていない。

3

コロナワクチンの実用化について議論した
第17回 厚生科学審議会 予防接種・ワクチン分科会（2020.10.2）　資料 赤枠・アンダーラインは、はたともこ加工

厚労省は、そもそも、HPVワクチンは、感染予防なのか、それとも発症予防・重症化予防のワクチンなのか、明確にすべきだよ！

かんじんなところ、はっきりさせてよね

【HPVワクチンの添付文書】HPVワクチンは感染予防ワクチンということになっているが、サーバリックス、ガーダシル、シルガード9の3剤の添付文書の「効能・効果」には、いずれも「感染に起因する子宮頸部癌及びその前駆病変の予防」と記載。感染予防とは書かれていない。そもそもハイリスクHPVに感染しても、自然免疫の力で、99.9%が自然排出・自然治癒等で子宮頸がんにはならないので、ワクチン有効可能性は非常に低い。

HPVワクチン添付文書（はたともこブログ）http://blog.livedoor.jp/hatatomokodoor/archives/55218947.html

【新型コロナウイルスワクチン】は発症予防ワクチンのようだが、ワクチンの効果で「新型コロナウイルスに感染しても発症しない」ということになれば、無症状感染者ということになる。新型コロナウイルス感染症の場合は、無症状感染者が感染を拡大させることが大問題なのだが、ワクチンが、発症予防とともに、ウイルスの感染力をなくしたり弱めたりする効果は、不明だ。新型コロナウイルスの感染拡大防止には、やはり、PCR検査と隔離・保護・治療と追跡の徹底が重要。HPV同様、ワクチンより検査です。

Chapter 5 HPVワクチン問題年表

（1）ガーダシル国際誕生から予防接種法改正案国会提出まで
（2006年6月）
（2013年3月1日）

さらに詳しい年表はこちら
http://blog.livedoor.jp/hatatomokodoor/archives/55221454.html

- 2006.6 ガーダシル国際誕生（アメリカ）
- 2007.5 サーバリックス国際誕生（オーストラリア）
- 2007.8.27〜2009.9.16 自公政権 舛添要一厚労大臣
- 2007.9.26 サーバリックス承認申請←厚労省の指導で、臨床試験終了前に、承認申請
- 2007.11 ガーダシル承認申請（ラベル取り違え、方針の二転三転により、その後、申請取り下げ）
- 2009.9.16〜2010.9.17 民主党政権 長妻昭厚労大臣
- 2009.9.29 厚生労働省 薬事分科会 サーバリックス承認議決
- 2009.10.16 サーバリックス製造販売承認
- 2010.2.1 山田宏 杉並区長「中学入学お祝いワクチン」全額公費助成 記者発表
- 2010.7.7 国立感染症研究所が「HPVワクチンファクトシート」を予防接種部会へ提出
- 2010.7.16 ガーダシル再申請
- 2010.7.20 杉並区キャンペーン「中学入学お祝いワクチン」全額公費助成制度スタート
- 2010.9.17〜2011.9.2 民主党政権 細川律夫厚労大臣
- 2010.10.6 厚生科学審議会 感染症分科会 予防接種部会 意見書（子宮頸がんワクチン等の定期接種化）
- 2010.11.26 平成22年度補正予算成立・子宮頸がん等ワクチン接種緊急促進事業開始（予算額1085億円）
- 2010.12.16 「ファクトシート追加編（HPVワクチン作業チーム報告書）」提出
- 2011.5.30 ガーダシル承認議決
- 2011.7.1 ガーダシル製造販売承認
- 2011.9.2〜2012.10.1 民主党政権 小宮山洋子厚労大臣
- 2012.2.8 平成23年度第4次補正予算成立・子宮頸がん等ワクチン接種緊急促進臨時特別交付金（予算額526億円）
- 2012.5.23 予防接種部会「予防接種制度の見直しについて」（第二次提言）
- 2012.10.1〜2012.12.26 民主党政権 三井辨雄厚労大臣
- 2012.12.26〜2014.12.24 自公政権 田村憲久厚労大臣
- 2013.3.1 予防接種法改正案（子宮頸がんワクチン等の定期接種化など）国会提出

【杉並区中学入学お祝いワクチン】2010年2月1日、東京都杉並区の山田宏区長（当時）は記者会見で、区内の中学進学者の女子（約1600人）を対象に、2009年12月に販売開始となった子宮頸がんワクチン「サーバリックス」接種の費用（3回分 約5万円）を全額助成すると発表。同年7月から「中学入学お祝いワクチン」接種が開始された。その後、公費助成が拡大され、翌年10月、被害者連絡会会長の松藤美香さんの娘さんは、HPVワクチンの極めて重篤な健康被害者となった。

厚生科学審議会 第9回 感染症分科会予防接種部会（2010.6.16）資料 3-2（杉並区の事業について）
https://www.mhlw.go.jp/shingi/2010/06/dl/s0616-3i.pdf

【予防接種部会意見書】2010年10月6日、厚労省の厚生科学審議会感染症分科会予防接種部会の加藤達夫部会長は、WHOの勧告を第一の理由として、HibワクチンＮ、小児用肺炎球菌ワクチン、HPVワクチンの定期接種を急ぎ検討すべきとの意見書を厚労大臣に提出した。これらのワクチンは、重大な副反応発生報告はなく、安全性は高いとしているが、その後のHPVワクチンの重篤な副反応の続出を見れば、定期接種とすべきではなかった。

厚生科学審議会 感染症分科会予防接種部会 意見書（2010.10.6 第14回部会）
https://www.mhlw.go.jp/stf/shingi/2r9852000000tpdp.html

Chapter 5 HPVワクチン問題年表

（2）予防接種法改正案国会提出から勧奨中止継続決定まで
（2013年3月1日） （2014年7月4日）

さらに詳しい年表はこちら
http://blog.livedoor.jp/hatatomokodoor/
archives/55221454.html

2013.3.1 予防接種法改正案（子宮頸がんワクチン等の定期接種化など）国会提出

2013.3.7 杉並区議会で曽根文子議員が子宮頸がんワクチンの重篤副反応被害について質問

2013.3.8 朝日新聞が子宮頸がんワクチンの重篤な副反応被害について報道

2013.3.25 全国子宮頸がんワクチン被害者連絡会設立

2013.3.28 予防接種法改正案について、はたともこ（参議院議員/当時）が厚生労働委員会で10分間の質疑

2013.3.29 予防接種法改正案が参議院本会議で可決成立　衆参722名の中で、反対は、はたともこ ただ1人

2013.4.1 改正予防接種法施行　子宮頸がんワクチン定期接種となる

2013.5.16 厚生科学審議会 予防接種・ワクチン分科会 副反応検討部会設置（桃井眞里子部会長）第1回開催

2013.5.20 参議院 決算委員会で、はたともこ（参議院議員/当時）が、子宮頸がんワクチンについて質疑（15分）

2013.6.13 WHOのGACVS（ワクチンの安全性に関する諮問委員会）が、HPVワクチンの安全性を強調する声明

2013.6.14 第2回副反応検討部会の決定により、厚生労働省が子宮頸がんワクチンの積極的な勧奨の中止を勧告

2013.6.14 勧告の別紙として、「積極的にはお勧めしていません」リーフレット（改訂版）を公表

2013.7.2 厚労省人事異動（矢島鉄也 健康局長退任→佐藤敏信 健康局長就任）

2013.7.21 参議院議員選挙 はたともこ落選

2013.11.6 全国市議会議長会が、HPVワクチン接種一時中止、非接種者全員調査、被害者救済など国に要望書提出を決議

2014.1.20 第7回副反応検討部会で桃井眞里子部会長が、副反応を「心身の反応」とする論点整理を提出

2014.1.22 薬害オンブズパースン会議「子宮頸がんワクチン」に関する2014年1月20日の厚労省審議会について、を発表

2014.2.6 被害者連絡会・薬害オンブズパースン会議等が、参議院議員会館で院内集会。「心身の反応」を強く批判

2014.2.26 自民党参議院政策審議会（山谷えり子会長）が子宮頸がんワクチンの一時中止を決議

2014.3.12 WHOのGACVS（ワクチンの安全性に関する諮問委員会）が、「HPVワクチンの安全性に関する声明」

2014.5.15 米国CSIS（戦略国際問題研究所）が、「日本におけるHPVワクチン接種状況/問題と選択肢」を発表

2014.5.29 院内集会「子宮頸がんワクチン・聞いて下さい！被害者の声」開催（被害者連絡会等主催）

2014.7.4 田村憲久 厚労大臣が、記者会見で、積極的勧奨は、国民の理解が得られない中では、何ら意味がない、と発言

2014.7.4 第10回副反応検討部会が、積極的勧奨中止の継続を決定（異議なし）

【杉並区議会 曽根文子議員の質問】2013年3月7日、曽根文子議員が杉並区議会予算
特別委員会で質問（杉並区議会の議事録を読んで疑問を持った松澤美香さんからの相談
を受けていた）。子宮頸がんワクチン・サーバリックスの接種について、「重篤な副反応
の報告はない」との前年の杉並保健所長の答弁が虚偽であったことを確認。この質問は、
翌日の朝日新聞の記事につながり、被害者連絡会の結成、積極的勧奨中止につながった。

● 2013.3.7 杉並区議会予算特別委員会議事録
http://suginami.gijiroku.com/voices/voices/g08v_views.asp?SflG=51&FYY=2013&TYY=2013
みかりんのささやき「被害者連絡会結成までの物語」http://www.yuki-enishi.com/yuki/yuki-151111-1.pdf

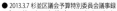

【勧奨中止時のリーフレット】2013年6月14日、子宮頸がん予防ワクチン（HPVワクチン）
の積極的な勧奨中止の勧告の通知を出すと同時に、厚労省は〈平成25年（2013年）6月版〉
のリーフレットを発行。一番上に大きく「現在、子宮頸がん予防ワクチンの接種を積極的
にはお勧めしていません」と書き、リスクについて、「現在、因果関係は不明ながら、持
続的な痛みを訴える重篤な副反応が報告されており」と記述。接種率激減の効果があった。

2013.6.14 厚労省健康局長通知（勧告）・リーフレット
http://blog.livedoor.jp/hatatomokodoor/archives/55149531.html

Chapter 5 HPVワクチン問題年表
（3）勧奨中止継続決定から被害者全国一斉提訴まで
（2014年 7月 4日）　　　　（2016年 7月 27日）

さらに詳しい年表はこちら
http://blog.livedoor.jp/hatatomokodoor/
archives/55221454.html

2014.7.4 第10回副反応検討部会が、積極的勧奨中止の継続を決定（異議なし）

2014.8.29 田村憲久 厚労大臣退任直前の記者会見で、協力医療機関、過去の副反応報告、追跡調査など3つの対策を表明

2014.9.13 西岡久寿樹 東京医大医学総合研究所長が、HANS（HPVワクチン関連神経免疫異常症候群）の診断基準 発表

2014.12.10 日本医師会・日本医学会合同シンポジウム「子宮頸がんワクチンについて考える」開催

2015.2.20 「子宮頸がん征圧をめざす専門家会議」に、HPVワクチン製造販売業者が7,350万円を資金提供との報道

2015.3.31 被害者連絡会、薬害弁護団等が、「子宮頸がん副反応被害問題の全面解決を求める院内集会」開催

2015.3.31 HPVワクチン推進派のHPV JAPANが、接種勧奨の声明を発表

2015.4.21 薬害オンブズパースン会議「『HPV JAPAN』声明の問題点に関する見解」を公表

2015.4.23 米国CSIS（戦略国際問題研究所）「日本におけるHPVワクチン接種状況/続く議論と世界的な影響」発表

2015.7.3 MSD社（米国メルク）、9価HPVワクチン「ガーダシル9」を承認申請

2015.8.19 日本医師会と日本医学会が合同で、「HPVワクチン接種後に生じた症状に対する診療の手引き」作成を公表

2015.9.17 厚労省 第15回副反応検討部会で、副反応追跡調査結果を発表

2015.11.23 薬害オンブズパースン会議 が、「子宮頸がんワクチン」問題を考える―海外からの報告を踏まえて―を開催

2015.11.27 厚労省が「HPVワクチンの有効性及び安全性に関する疫学研究」（祖父江班）を行うことを報告

2015.12.14 名古屋市が子宮頸がん予防接種調査結果速報を発表（接種者と非接種者に有意差なし）

2015.12.17 薬害オンブズパースン会議「『名古屋市子宮頸がん予防接種調査解析結果（速報）に関する意見書」を提出

2015.12.17 WHOのGACVS（ワクチン安全性諮問委員会）が「HPVワクチンの安全性についての声明」（3回目）

2016.4.18 日本小児科学会、日本産科婦人科学会など15学術団体がHPVワクチン推進の「関連学術団体の見解」を発表

2016.5.14 第119回 日本小児科学会が、HPVワクチンについてシンポジウム開催（横田俊平前小児科学会長も参加）

2016.5.18 MSD社主催、東京でのシンポジウム「女性のための予防医療」で、ブッシュ米国前大統領が講演

2016.5.30 山本太郎 参議院議員が、「子宮頸がんワクチンに関する質問主意書」を提出（6.7答弁書）

2016.6.18 名古屋市がHPで子宮頸がん予防接種調査の報告を公表（調査結果速報を削除～事実上の撤回）

2016.7.4 薬害オンブズパースン会議 、HPVワクチン接種推進に向けた関連学術団体の見解に対する意見書提出

2016.7.27 HPVワクチン副反応被害者63名が、国及び製薬会社に対して、全国一斉に、損害賠償請求訴訟を提起

【7350万円の資金提供】2015年2月20日、「子宮頸がん征圧をめざす専門家会議」（日本産科婦人科学会や日本産婦人科医会の役員等が多く参加）に対して、HPVワクチンメーカーのMSD社とGSK社から2年間で7350万円の資金提供があった、と報道（毎日新聞）。医師や医学会は製薬企業等から不適切な金銭供与を受けることが多い。臨床試験も資金提供も、全て情報公開しない限り、何を言っても国民の理解を得ることは難しい。

MSD、GSKの「子宮頸がん征圧をめざす専門家会議」への不適切な金銭供与（はたともこブログ）
http://blog.livedoor.jp/hatatomokodoor/archives/55144054.html

【薬害オンブズパースン会議の意見書】2016年4月18日、日本小児科学会、日本産科婦人科学会など15学術団体がHPVワクチン推進の「関連学術団体の見解」を発表。これに対して、薬害オンブズパースン会議が、7月4日、意見書を提出。HPVワクチンの安全性について、科学を標榜する学術団体が一般市民に対して行う情報提供としては到底看過できない、科学的に不正確な記載が認められる、と厳しく批判した。

「HPVワクチンの安全性について、科学を標榜する学術団体が一般市民に対して行う情報提供としては到底看過できない」で検索して下さい。

Chapter 5 HPVワクチン問題年表
（4）被害者全国一斉提訴から勧奨再開議員連盟発足まで
（2016年7月27日）　　　　（2019年11月26日）

2016.7.27 HPVワクチン副反応被害者63名が、国及び製薬会社に対して、全国一斉に、損害賠償請求訴訟を提起
2016.12.14 HPVワクチン薬害訴訟第2次全国一斉提訴（4地裁合計57名）原告総数119名に
2016.12.26 厚労省が、第23回副反応検討部会で、全国疫学調査（祖父江班）結果を発表
2016.12.30 HPVワクチン薬害訴訟全国弁護団が、厚労省の全国疫学調査についてコメントを発表
2017.4.24 薬害訴訟全国弁護団が「全国疫学調査」追加分析結果に対するコメントを発表
2017.11.22 兵庫県多可町が、副反応被害者1名に対して、全国町村会の賠償保険制度により、4210万円の補償金を支給
2017.12.22 薬害訴訟全国弁護団が、厚労省のHPVワクチンのリーフレット改訂案の重大な問題点について記者会見
2018.1.18 厚労省が、新たなリーフレットを作成し、公表
2018.1.19 薬害訴訟全国弁護団が、厚労省のHPVワクチン新リーフレットの全面修正を求める緊急要望書を提出
2018.3.24 薬害オンブズパースン会議が、国際シンポジウム「世界のHPVワクチン被害は今」を開催
2018.6.11 薬害オンブズパースン会議が、「名古屋市子宮頸がん予防接種調査に関する鈴木貞夫論文についての見解」発表
2018.8.7 薬害訴訟全国原告団と全国弁護団が、厚労省に対して、新リーフレットによる情報提供について意見書を発表
2018.10.13 日本医師会・日本医学会が、合同フォーラム「HPVワクチンについて考える」を開催
2018.10.20 薬害訴訟全国原告団メンバーが、薬害根絶フォーラムに参加し、HPVワクチン薬害の実態を報告
2019.2.8 薬害オンブズパースン会議が、名古屋市予防接種調査に関する鈴木貞夫論文についての見解（2）を発表
2019.7.11 千葉県いすみ市長が、HPVワクチン定期接種の対象年齢者に対して、接種の個別通知を郵送することを決定
2019.7.19 HPVワクチン薬害訴訟、東京・大阪3次提訴（新たに12名）原告総数132名に
2019.7.19 薬害訴訟全国原告団が、東京・大阪3次提訴にあたっての声明と、文集「原告の声」を公表
2019.9.13 岡山県が「HPVワクチンの接種を検討されている皆様へ」の中で、県作成のリーフレットをHP上で公表
2019.10.25 薬害訴訟全国弁護団が、岡山県に、独自リーフレットの使用中止を要請
2019.11.1 日本産科婦人科学会が、自治体が行うHPVワクチンが定期接種であるとの告知活動を強く支持する声明を発表
2019.11.22 井出庸生 衆議院議員が、HPV感染症の定期接種の対応について、質問主意書を提出（12.3答弁書）
2019.11.25 薬害訴訟全国原告団・全国弁護団、全国被害者連絡会等、連名で、日本医師会へ要請書を提出
2019.11.26 自民党の「HPVワクチンの積極的勧奨再開を目指す議員連盟」（会長 細田博之 衆議院議員）が発足

【千葉県いすみ市の個別通知】2019年7月11日、千葉県いすみ市の太田洋市長は、HPVワクチン定期接種の対象年齢者（最終年度の高校1年生100名）に、接種の時期等を知らせる個別通知を郵送することを決定（3回接種のためには9月末までに1回目の接種が必要）。2020年度からは対象者全員（小6〜高1）に郵送するという。いすみ市独自の説明書では、HPVワクチンの安全性が強調され超推進している。

いすみ市 個別通知　http://blog.livedoor.jp/hatatomokodoor/archives/55149522.html

【岡山県のリーフレット】2019年9月13日、岡山県が「HPVワクチンの接種を検討されている皆様へ」の中で、県作成のリーフレットをweb siteで公表。これに対して10月25日、HPVワクチン薬害訴訟全国弁護団は岡山県伊原木隆太宛の申入書を提出。勧奨中止・重篤な副反応・有効性の限界等が記載されておらず、紹介されている具体的症例とその解説が不適切だと批判。このリーフレットの使用中止等を求めた。

岡山県リーフレットに対して全国弁護団が申入書提出 http://blog.livedoor.jp/hatatomokodoor/archives/55149500.html

2019.11.26 自民党の「HPVワクチンの積極的勧奨再開を目指す議員連盟」（会長 細田博之 衆議院議員）が発足

2019.11.26 日本産科婦人科学会が、HPVワクチンに関する要望書を、内閣官房長官と厚労事務次官に提出

2019.11.26 首都圏9都県市の首長が、HPVワクチンについて、速やかに結論を出すことを、国に要望

2020.1.13 第45回副反応検討部会で、桃井眞里子部会長が、審議終了後に退任のあいさつ

2020.1.27 PMDA（独立行政法人医薬品医療機器総合機構）がシルガード9の審査報告（1）を作成

2020.2.5 薬害訴訟全国原告団と被害者連絡会が、院内集会「－HPVワクチン－知ってください！私たちの今」を開催

2020.4.10 PMDA（独立行政法人医薬品医療機器総合機構）が、シルガード9の審査報告書を作成

2020.4.15 薬害訴訟全国原告団と全国弁護団が、9価のHPVワクチンの承認に反対し審議の中止を求める意見書を提出

2020.4.21 被害者連絡会が、厚労省・厚労大臣に対して、シルガード9の審議について「質問ならびに要望書」を提出

2020.4.22 薬事・食品衛生審議会 医薬品第二部会が、シルガード9の承認について審議（web会議/議事録）

2020.4.24 第46回副反応検討部会（持ち回り審議）で、森尾友宏 東京医科歯科大学小児科教授が部会長に選任される

2020.6.25 医薬品第二部会が、シルガード9の承認を、薬事・食品衛生審議会 薬事分科会に報告

2020.7.21 厚労大臣が、シルガード9の製造販売を承認（このあと自家試験と感染研による国家検定の手続をへて発売）

2020.7.21 自民党「HPVワクチンの積極的勧奨再開を目指す議員連盟」が、厚労大臣に、8項目の要望書を提出

2020.7.22 日本産科婦人科学会が、「子宮頸がんとHPVワクチンに関する正しい理解のために」を更新

2020.7.22 薬害訴訟全国原告団・弁護団が、「9価HPVワクチン（シルガード9）の承認に関する声明」を公表

2020.7.28 被害者連絡会が、厚労大臣に対して、シルガード9を定期接種にしないことを求める要望書を提出

2020.7.28 薬害訴訟全国原告団と全国弁護団が、厚労省のHPVワクチンリーフレット改訂案に対する意見書を提出

2020.7.30 被害者連絡会が、「HPVワクチンの積極的勧奨再開を目指す議員連盟」に対して、申し入れ書を提出

2020.8.11 正林督章氏（2013.6.14積極的な勧奨中止決定担当の結核感染課長）が、厚労省健康局長に就任

2020.8.18 ワクチン評価小委員会が、シルガード9の定期接種の検討と、国立感染研へのファクトシート作成依頼を議決

2020.9.16 菅義偉 内閣誕生. 田村憲久 衆議院議員（2013.6勧奨中止時の厚労大臣）が厚労大臣に就任

2020.10.9 厚労省が、地方自治体に、HPVワクチンの新リーフレットの個別送付を指示する健康局長通知を発出

2020.12.25 厚労大臣が、ガーダシル（4価HPVワクチン）の男性への適応拡大を承認

【知ってください！私たちの今】2020年2月5日、HPVワクチン薬害訴訟全国原告団と全国子宮頸がんワクチン被害者連絡会は、参議院議員会館講堂で院内集会「－HPVワクチン－知ってください！私たちの本当の今」を開催。国会議員21人、地方議会議員5人、国会議員秘書45人を含む約250人が参加した。弁護団からは、重篤な副反応被害に苦しむ原告131人（障害認定36人を含む）のうち、副反応検討部会に報告されているのは19人のみ、という実態が報告された。

【リーフレット改訂に対する意見書】2020年7月28日、HPVワクチン薬害訴訟全国原告団と全国弁護団が、厚労省のリーフレット改訂案に対する意見書 -「情報提供を装ったアンフェアな接種勧奨」の撤回を求める - を提出。また、9月25日には、HPVワクチンのリーフレットの不当な改訂と自治体からの個別送付に反対する会見を行った。しかし、厚労省は、10月9日、「積極的な勧奨となるような内容を含まないよう留意」して、個別送付を市区町村長に指示する通知を発出した。

● 2020年10月版 厚労省リーフレットついて薬害訴訟弁護団意見書（はたともこブログ）
http://blog.livedoor.jp/hatatomokodoor/archives/55149492.html

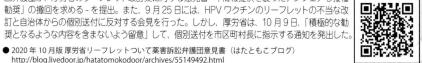

おわりに

私は薬剤師です。薬剤師法第 24 条には「薬剤師は、処方せん中に疑わしい点があるときは、その処方せんを交付した医師、歯科医師又は獣医師に問い合わせて、その疑わしい点を確かめた後でなければ、これによって調剤してはならない」と規定されています。これを薬剤師の「疑義照会」（ぎぎしょうかい）といいます。

HPV ワクチン（子宮頸がんワクチン）の有効性・必要性・安全性について、日本と世界の良心的な医師のみなさんに、真剣に考えてほしいと思います。巨大な製薬会社が利潤追求のために、医療を、人の命と健康を、子どもたちの未来を、支配してよいはずがありません。

HPV ワクチン被害者の方々に対して、ワクチンによる公衆衛生とは、そのような犠牲の上に成り立つものなのだという考え方に、私は反対です。ひとりひとりの人生を大切にする、国民ひとりひとりに寄り添った公衆衛生を、目指すべきだと思います。

薬剤師法第 1 条は、（薬剤師の任務）として「薬剤師は、調剤、医薬品の供給その他薬事衛生をつかさどることによって、公衆衛生の向上及び増進に寄与し、もって国民の健康な生活を確保するものとする」と規定しています。

「HPV 検査と細胞診」の定期併用検診によって子宮頸がんを予防し、子宮頸がんを撲滅したいと、私は思っています。同時に、HPV 感染症をはじめとする性感染症のまん延防止という公衆衛生の向上及び増進に、寄与していきたいと思います。

あなたも、私も、自己決定権を他人に渡さない。

自分の健康は自分で守る「セルフメディケーション」を大切にして、ますます光輝く人生を・・・・・

はたともこ

はたともこ

薬剤師、元参議院議員
2010年に自身のブログでHPVワクチン（子宮頸がんワクチン）の重大な副反応について問題提起して以降、一貫してHPVワクチンへの疑問を投げかけてきた。HPVワクチンを定期接種化する予防接種法改正案には、722人の国会議員のなかで、ただ一人反対。子宮頸がんは、セクシャルデビュー以降の定期併用検診（HPV検査・細胞診）で予防できるので、厚生労働省は、ワクチン接種だけでなく、子宮頸がん予防に関する正しい情報を、少女たちと保護者にすべて伝え、接種するか否かは「自己決定権」に委ねるべきとの立場。

最新情報は、こちら→
「はたともこブログ」

HPVワクチンは必要ありません

2021年2月22日　第1刷発行

著　者　　はたともこ
発行者　　齋藤　一郎
発行所　　遊友出版株式会社
　　　　　郵便番号 101-0061
　　　　　東京都千代田区神田三崎町 2-12-7
　　　　　電話 03(3288)1696　FAX 03(3288)1697
　　　　　振替 00100-4-54126
　　　　　http://www.yuyu-books.jp/
組　版　　髙橋　文也
印　刷　　株式会社 技秀堂

■落丁・乱丁の際はお取り換えいたします。小社までお送りください。